Geetika Dixit
Shagun Chhikara
Seema Chaudhary

Zircónia em Odontopediatria

Geetika Dixit
Shagun Chhikara
Seema Chaudhary

Zircónia em Odontopediatria

Revolucionando a Odontopediatria: Transformando Sorrisos com Resistência, Durabilidade e Precisão Estética

ScienciaScripts

Cover image: www.ingimage.com

This book is a translation from the original published under ISBN 978-620-8-42140-3.

Publisher:
Sciencia Scripts
is a trademark of
Dodo Books Indian Ocean Ltd. and OmniScriptum S.R.L publishing group

120 High Road, East Finchley, London, N2 9ED, United Kingdom
Str. Armeneasca 28/1, office 1, Chisinau MD-2012, Republic of Moldova, Europe
Managing Directors: Ieva Konstantinova, Victoria Ursu
info@omniscriptum.com

Printed at: see last page
ISBN: 978-620-8-63315-8

ÍNDICE

INTRODUÇÃO

A cárie dentária é a destruição localizada de tecidos duros dentários susceptíveis por subprodutos ácidos da fermentação bacteriana de hidratos de carbono da dieta. Os sinais da desmineralização cariosa são observados nos tecidos duros dentários, mas o processo da doença inicia-se no biofilme bacteriano (placa dentária) que cobre a superfície do dente. Além disso, as alterações muito precoces no esmalte não são detectadas com os métodos clínicos e radiográficos tradicionais. A cárie dentária é uma doença multifatorial que começa com alterações microbiológicas dentro do complexo biofilme e é afetada pelo fluxo e composição salivares, pela exposição ao flúor, pelo consumo de açúcares dietéticos e por comportamentos preventivos (limpeza dos dentes). A doença é inicialmente reversível e pode ser interrompida em qualquer fase, mesmo quando alguma dentina ou esmalte é destruído (cavitação), desde que seja possível remover biofilme suficiente.[1]

O CEC é uma doença complexa, que envolve os incisivos superiores primários dentro de um mês após a erupção e se espalha rapidamente para envolver os outros dentes decíduos. Devido à natureza agressiva da CEC, as áreas de desmineralização e hipoplasia podem rapidamente desenvolver cavitação. Se não for tratado, o processo da doença pode rapidamente a polpa dentária, levando a uma infeção dentária e, possivelmente, ao envolvimento do espaço facial com risco de vida. Estas infecções podem resultar numa emergência médica que requer hospitalização, antibióticos e, por vezes, a extração do dente afetado.[2]

Ao longo dos anos, foram tentadas várias técnicas de restauração de dentes decíduos. Algumas técnicas utilizadas para restaurar a cobertura completa da coroa incluem coroas de policarbonato, coroas gravadas com ácido, coroas de aço inoxidável (SSC), SSC de face aberta com faceta colocada no lado da cadeira e SSC pré-facetada disponível comercialmente. A utilização eficaz e eficiente destas técnicas é complicada devido a obstáculos técnicos, funcionais ou estéticos. A coroa de zircónia pré-fabricada é uma coroa de cerâmica excecionalmente forte e oferece uma cobertura total mais estética e biocompatível para incisivos e molares primários. Têm contornos anatómicos, não contêm metal, são completamente bio-inertes e resistentes à cárie. A zircónia demonstrou uma elevada resistência ao desgaste, uma excelente biocompatibilidade e uma resistência superior à corrosão. Devido às propriedades mecânicas superiores da cerâmica Y-TZP, estes materiais têm uma vasta gama de aplicações clínicas, desde pilares de implantes e restaurações de um único dente a próteses parciais fixas que envolvem vários elementos.

Recentemente, as coroas de zircónio provaram ser uma opção de tratamento económica e estética em comparação com as coroas de aço inoxidável. Atualmente, com a crescente importância da beleza sobre a forma e a função campo da medicina dentária, as coroas de zircónio tornaram-se dramaticamente populares também na medicina dentária pediátrica, devido às suas vantagens inigualáveis, especialmente em termos de estética, elevada resistência e boa saúde gengival. Assim, as coroas pré-fabricadas de cerâmica de dióxido de zircónio estão a ser utilizadas no tratamento de dentes decíduos.[3]

Assim, esta dissertação da biblioteca fornece uma visão geral sobre a utilização da zircónia como um material de restauração alternativo para a dentição primária.

REVISÃO DA LITERATURA

Valandro L F et al. (2006)[4] realizaram um estudo para avaliar o efeito de dois métodos de condicionamento de superfície baseados na abrasão por partículas de ar, empregando dois tipos de partículas de areia, na resistência de união à microtração do cimento resinoso a três cerâmicas de núcleo de alta resistência: duas cerâmicas à base de alta alumina e uma cerâmica à base de alumina reforçada com zircónia. O estudo concluiu que o condicionamento das superfícies de cerâmica de alta resistência com revestimento de sílica e silanização proporcionou maiores resistências de ligação do cimento resinoso do que com a abrasão de partículas transportadas pelo ar com Al_2O_3 e silanização.

Komine F et al. (2007)[5] realizaram um estudo para avaliar a adaptação marginal e interna de copings ou coroas de cerâmica de dióxido de zircónio (ZrO_2) de dente único com três designs de linha de acabamento diferentes. O estudo concluiu que o desenho da linha de acabamento aparentemente não exerceu qualquer influência na adaptação marginal de copings e coroas de cerâmica de ZrO_2 de dente único. Para além disso, o estudo inferiu que os valores de adaptação marginal e interna estavam todos dentro do intervalo clinicamente aceitável.

Beuer F et al. (2008)[6] realizaram um estudo para avaliar os efeitos de diferentes designs de preparação na resistência à fratura de estruturas de zircónia de coroa única. O estudo concluiu que uma preparação de ombro é altamente recomendada sempre que possível. Além disso, para dentes tratados endodonticamente que estão estruturalmente comprometidos ou que têm áreas anatomicamente limitadas, a preparação de ligeiro chanfro é uma recomendação óptima.

Al-Amleh B et al. (2010)[7] realizaram uma revisão para relatar o sucesso clínico das restaurações baseadas em Y-TZP HIP e não HIP, concentrando-se na incidência de fratura da estrutura e lascagem da porcelana de revestimento em ambos os grupos. A revisão concluiu que a zircónia poderia ser adequada para o fabrico de todas as coroas individuais posteriores em cerâmica, FPDs de longo alcance e pilares de implantes.

Martinez-Rus F et al. (2011)[8] realizaram um estudo para analisar o efeito de diferentes técnicas de fabrico na adaptação marginal de copings de cerâmica de zircónia . O estudo concluiu que a precisão marginal alcançada para os 4 sistemas de coroas de cerâmica à base de zircónia analisados estava dentro do intervalo de aceitação clínica.

H.Y.Cho et al. (2011)[9] realizaram um estudo para Quatro designs de coping diferentes com base na espessura do colar marginal de zircónia foram utilizados: 0.0mm colar de zircónia, 0.5mm, 1.0mm, e 2.0mm . Os copings foram fabricados com o sistema CAD/CAM (CADCAM M5, Zirkonzahn, Itália) e a porcelana de revestimento (IPS e.max Ceram) foi construída com a técnica de estratificação. O estudo concluiu que quanto maior a espessura do colar de zircónia, maior a resistência à fratura da porcelana de revestimento. Assim, o desenho do coping de zircónia com 2,0 mm de largura de colarinho marginal é recomendado tanto para a longevidade funcional como para a estética da restauração de zircónia-cerâmica.

Pecho O et al. (2012)[10] realizaram um estudo para avaliar a cor e a translucidez da cerâmica de zircónia colorida e não colorida e compará-las com as propriedades correspondentes da dentina humana. O estudo concluiu que, em termos de translucidez, os sistemas de zircónia podem substituir satisfatoriamente a dentina humana numa restauração dentária, mas, para produzir uma correspondência clinicamente aceitável, é necessário ajustar cuidadosamente a cor destes sistemas.

Umer S et al. (2013)[11] realizaram um estudo para comparar a resistência de ligação ao cisalhamento do núcleo e do revestimento de zircónia com o núcleo e o revestimento de dissilicato de lítio. O estudo concluiu que a ligação intercerâmica entre o núcleo e a faceta de zircónia mostrou uma maior resistência de ligação quando comparada com o núcleo e a faceta de dissilicato de lítio.

Larsson C et al. (2014)[12] realizaram uma revisão para avaliar o sucesso clínico documentado das coroas à base de zircónia em ensaios clínicos. A revisão concluiu que a taxa de sucesso das coroas à base de zircónia suportadas por dentes e implantes é adequada, semelhante e comparável à das coroas convencionais de porcelana fundida em metal.

Lameira D P et al. (2015)[13] realizaram um estudo para avaliar o efeito do design e acabamento superficial na resistência à fratura de coroas de zircónia ítria-tetragonal policristal (Y-TZP) em configuração monolítica (1,5 mm de espessura) e bicamada (coping de zircónia de 0,8 mm e faceta de porcelana de 0,7 mm) após envelhecimento artificial. O estudo concluiu que as coroas monolíticas Y-TZP (polidas e vidradas) apresentam uma maior resistência à fratura do que as coroas Y-TZP revestidas com duas camadas. Não houve evidência de depleção de ítrio após 2,5 milhões de ciclos de envelhecimento artificial.

Clark L et al. (2016)[14] realizaram um estudo para determinar se uma ou mais marcas de coroas de zircónia requeriam uma preparação mais agressiva do que outras marcas ou uma coroa de aço inoxidável. O estudo concluiu que as coroas de zircónia requeriam significativamente mais redução dentária do que as coroas de aço inoxidável na dentição primária anterior e posterior. O estudo também concluiu que, para dentes posteriores, a redução para três marcas (EZ Pedo, KinderKrowns, NuSmile) não diferiu, enquanto as coroas Cheng Crowns exigiram mais redução.

Bica C et al. (2017)[15] realizaram um estudo para avaliar as correlações entre a taxa de aplicabilidade das coroas de Ni-Cr e as coroas de ZnO2 em dentes provisórios entre os profissionais. O estudo concluiu que a aplicabilidade das coroas de ZrO2 em odontopediatria era bastante reduzida, apesar das suas vantagens fisionómicas, o seu custo excessivo poderia ser também um impedimento para os pais do paciente.

Skjold A et al. (2018)[16] realizaram um estudo para avaliar o efeito da preparação e do design da margem da coroa na resistência à fratura. O estudo concluiu que a preparação em chanfro falhava com cargas significativamente mais elevadas do que coroas semelhantes feitas com uma preparação em fatias. Além disso, o estudo inferiu que uma preparação em fatias com um design de coroa de colar cervical modificado pode aumentar o sucesso técnico e biológico.

Hasanzade M et al. (2019)[17] realizaram um estudo para avaliar e comparar as adaptações internas e marginais de endocrowns e coroas CAD/CAM (CEREC) fabricadas a partir de cerâmica de vidro de dissilicato de lítio (IPS e.max CAD), cerâmica de vidro de silicato de lítio reforçada com zircónia (VITA Suprinity) e cerâmica híbrida (VITA Enamic). O estudo concluiu que os valores de adaptação marginal e interna estavam dentro de um intervalo clinicamente aceitável para ambos os tipos de restauração e para os três materiais. O estudo também inferiu que o tipo de restauração (coroa vs endocrown) foi significativamente diferente nas discrepâncias da parede axial mesial e distal e oclusal/piso, independentemente do material de restauração.

Amuthavalli V et al. (2020)[18] realizaram um estudo para avaliar a adaptação marginal de coroas totalmente em cerâmica fabricadas com coroas com núcleo de zircónia e coroas monolíticas. O estudo concluiu que a adaptação marginal média das coifas de zircónia, coifas de zircónia com revestimento e coroas monolíticas diferiam significativamente.

Bayindir F et al. (2020)[19] realizaram um estudo para examinar o efeito de cores variáveis de cimento resinoso e espessuras de material na cor e translucidez de uma zircónia monolítica altamente translúcida e para comparar estes efeitos com os relatados em estudos semelhantes que examinaram outros materiais de zircónia dentária. O estudo concluiu que a espessura do material e a cor do cimento afectaram a cor e a translucidez da zircónia monolítica de alta translucidez, com efeitos semelhantes aos observados com outros materiais de zircónia monolítica.

Mathew M G et al. (2021)[20] realizaram um estudo para avaliar e comparar o sucesso clínico, a satisfação dos pais e a satisfação das crianças com coroas de aço inoxidável e de zircónia em molares primários. O estudo concluiu que as coroas de zircónia poderiam ser consideradas como uma alternativa estética. Além disso, o estudo inferiu que tanto as coroas de aço inoxidável como as de zircónia tinham uma elevada satisfação parental.

Urapepon S et al. (2021)[21] realizaram um estudo para avaliar a discrepância marginal e interna do coping de zircónia fabricado por dois sistemas de fabrico assistido por computador (CAD-CAM) dentário. O estudo inferiu que a precisão do coping de zircónia foi significativamente afetada pelo sistema CAD-CAM e pela localização da medição.

Aggarwal P et al. (2022)[22] realizaram um estudo para avaliar o efeito de diferentes materiais de coroa no conteúdo de inter-leucinona beta (IL-1β) do fluido crevicular gengival e para estudar qual o material de coroa que causa a maior inflamação na gengiva marginal numa base bioquímica em pacientes pediátricos. O estudo inferiu que a coroa de zircónia pré-formada pode ser um substituto relativo da SSC em molares primários, uma vez que causa comparativamente menos inflamação e com uma vantagem em termos estéticos.

Kim J S et al. (2023)[23] realizaram um estudo para avaliar a resistência à fratura foi avaliada de acordo com o diâmetro e comprimento do pilar em restaurações de coroas de zircónia em incisivos primários impressos tridimensionalmente submetidos a pulpectomia. O estudo inferiu que a incorporação do pilar de zircónia é necessária para a restauração de incisivos decíduos, sendo recomendado um comprimento de pilar igual ao nível da JCE facial para ganhar retenção adicional contra a pressão mastigatória.

Raman V et al. (2023)[55] realizaram um estudo para comparar e avaliar a taxa de dissolução, a estabilidade da cor e outros parâmetros mecânicos, tais como a resistência à compressão e à flexão, de três materiais de restauração posteriores distintos utilizados em odontopediatria, em que três materiais de restauração posteriores utilizados em odontopediatria são divididos em grupo I-Zirconomer, grupo II-Compósito e grupo III-Cimento N. Além disso, o estudo inferiu que os materiais de restauração à base de resina superam o cimento Zirconomer à base de ionómero de vidro em termos de taxa de dissolução, resistência à compressão, resistência à flexão e estabilidade da cor.

Patil V et al. (2023)[56] realizaram um estudo para avaliar e comparar o sucesso clínico e a satisfação dos pais de coroas de zircónia (Kids-e-crowns™) com coroas de aço inoxidável pré-formadas (3M™ ESPE) na restauração de primeiros e segundos molares primários. Além disso, o estudo inferiu que o acompanhamento de dois anos indicou que as coroas de zircónia pré-formadas são uma excelente alternativa estética às coroas de aço inoxidável como restaurações coronais completas na população pediátrica.

Pei SL et al. (2023)[57] realizaram um estudo para avaliar e explorar os artigos anteriores sobre a comparação de coroas de aço inoxidável e coroas de zircónia. Além disso, o estudo inferiu que as coroas de zircónio para dentes decíduos tinham as suas vantagens para a saúde gengival. Embora as coroas de aço inoxidável fossem mais susceptíveis de apresentar deposição de placa e inflamação gengival, as coroas de zircónio causavam relativamente o desgaste e a lascagem do dente oposto. Por conseguinte, é importante uma análise abrangente para escolher a coroa do dente decíduo.

Stéphanie L et al. (2023)[58] realizaram um estudo para comparar os resultados clínicos de um ano de coroas de tiras de incisivos primários (SCs) e coroas de zircónia (ZCs) e determinar a frequência da terapia pulpar associada a cada técnica. Além disso, o estudo inferiu que as coroas de zircónia tinham mais probabilidades do que as coroas em tira de serem classificadas como intactas aos seis ou 12 meses após o tratamento. A frequência da terapia pulpar não foi estatisticamente diferente entre os grupos.

Shahmiri R et al. (2023)[59] realizaram um estudo para comparar a co-dopagem de cerâmicas TZP com vários catiões corantes como forma de variar e controlar as propriedades ópticas, tais como a cor e a translucidez, da cerâmica. A composição química, a composição das fases e a microestrutura das cerâmicas sintetizadas. Além disso, o estudo inferiu que temperaturas de sinterização superiores a 1550° aumentam a transmissão da luz. No entanto, a queima em vácuo deve ser evitada e a queima em ar optimiza a cor.

DISCUSSÃO

COROAS EM ODONTOPEDIATRIA

A alarmante taxa de insucesso de restaurações extensas de classe II em molares decíduos e de classe III e IV em dentes decíduos levou os investigadores a descobrir restaurações semi-permanentes. Existem várias opções disponíveis para proporcionar uma restauração de cobertura total para a dentição primária. As coroas de cobertura total habitualmente utilizadas incluem coroas de aço inoxidável e as suas modificações, coroas de policarbonato, coroas de tiras, coroas pré-revestidas e coroas de zircónia estão agora clinicamente disponíveis. Nos tempos actuais, tem-se dado cada vez mais ênfase à estética, a par das metodologias de tratamento tradicionais. A maior consciencialização relativamente à saúde oral e o reconhecimento por parte dos pais de que a cárie que afecta os dentes da frente dos seus filhos pode diminuir o seu sorriso levou à integração de considerações estéticas na odontopediatria.[24] Na (figura 1) é apresentada a classificação das coroas.

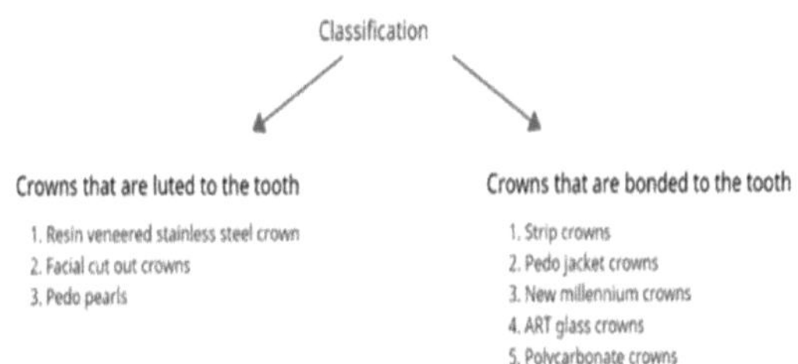

FIG.1: CLASSIFICAÇÃO DAS COROAS UTILIZADAS EM ODONTOPEDIATRIA

COROA METÁLICA PRÉ-FORMADA [24]

As coroas metálicas pré-formadas (PMCs) para dentes molares decíduos foram descritas pela primeira vez em 1950 por Engel10 , seguido pelo Dr. William Humphrey (1950). Eram feitas de aço inoxidável e eram designadas pelo acrónimo SSC. No entanto, rapidamente o metal utilizado foi alterado para níquel-crómio e, hoje em dia, é mais conhecido como uma coroa metálica pré-formada (PMC). Na (figura 2) são apresentadas as coroas metálicas pré-formadas.

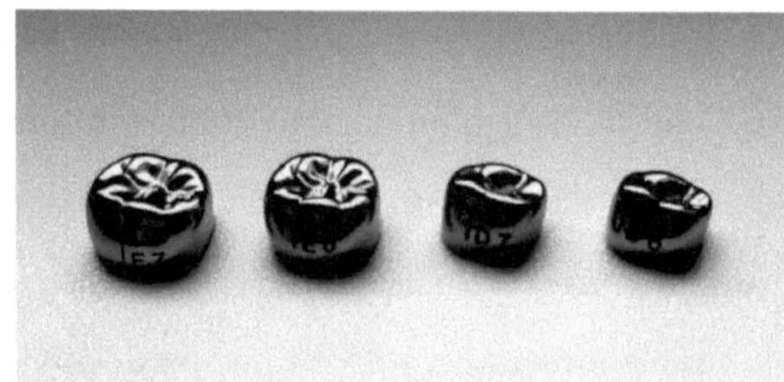

FIG.2: INDICAÇÕES DE COROAS METÁLICAS PRÉ-MOLDADAS PARA UTILIZAÇÃO EM COROAS PRIMÁRIAS

As coroas de aço inoxidável são a restauração de eleição nas seguintes situações:

1. Cárie extensa dos dentes decíduos.
2. Após os procedimentos de terapia pulpar.
3. Como prevenção de restauro.
4. Restauração de molares decíduos afectados por problemas de desenvolvimento localizados ou generalizados.
5. Como um pilar para um mantenedor de espaço ou prótese.
6. Deve ser dada grande atenção à utilização de coroas de aço inoxidável em crianças que necessitam de anestesia geral para tratamento dentário.
7. Bruxismo grave.

INDICAÇÕES DE UTILIZAÇÃO PARA PERMANENTES[24]

DENTES MOLARES

1. Como restauração provisória de um dente partido ou traumatizado até que a construção de uma restauração permanente possa ser efectuada ou o eventual estado ortodôntico seja estabelecido.

2. Quando as considerações financeiras são uma preocupação, os PMCs permanentes são úteis como uma restauração económica a médio prazo em casos clinicamente adequados.

3. Os PMCs podem ser utilizados em dentes com defeitos de desenvolvimento. As coroas são benéficas para restaurar a oclusão e reduzir qualquer sensibilidade causada por displasias do esmalte e da dentina em pacientes jovens.

4. Restauração de um molar permanente que requer cobertura total.

VANTAGENS

1. O seu tempo de vida é o mesmo que o de um dente primário intacto.
2. Proporcionam proteção à estrutura dentária residual que pode ter sido enfraquecida após a remoção excessiva de cáries.
3. A sensibilidade da técnica ou o risco de cometer erros durante a sua aplicação é baixo.
4. A sua relação custo-eficácia a longo prazo é boa.
5. Têm uma baixa taxa de insucesso.

DESVANTAGENS

1. Aspeto metálico desagradável.
2. Não pode ser utilizado quando o dente está apenas parcialmente erupcionado.

COROA EM AÇO INOXIDÁVEL DE FACE ABERTA [24]

A coroa de aço inoxidável pré-formada é a restauração mais durável e fiável para um incisivo primário que necessita de cobertura completa, mas também é verdade que é a menos atraente. Para tirar partido dos pontos fortes das coroas de aço inoxidável pré-formadas e melhorar a aparência dos dentes tratados, o dentista pode cortar o aspeto cosmeticamente proeminente da coroa, remover o suficiente do cimento de cimentação para deixar rebaixos retentivos e preencher o vazio com resina composta colada. (Figura 3. Coroa de aço inoxidável de face aberta em dentes anteriores)

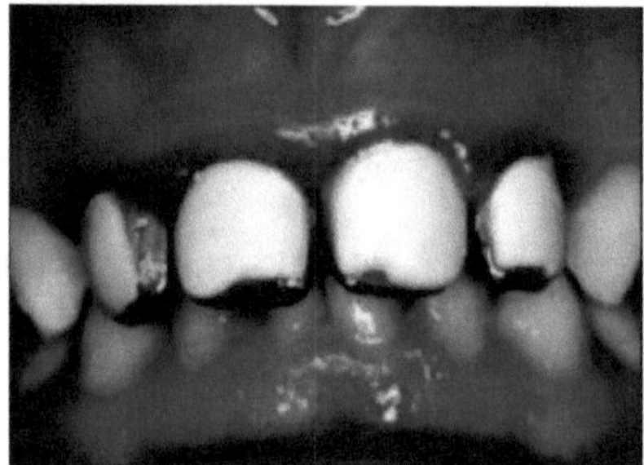

FIG.3: COROA DE AÇO INOXIDÁVEL DE FACE ABERTA EM ANTERIOS VANTAGENS

A aparência metálica simples do aço inoxidável é muito melhor.

DESVANTAGENS

1. O procedimento é moroso.
2. As margens metálicas ainda podem ser vistas.
3. Os médicos têm de se preocupar com o controlo da hemorragia durante a aplicação de revestimentos compostos.
4. Pode ter um tempo de vida curto.

COROAS DE AÇO INOXIDÁVEL PRÉ-FABRICADAS [24]

As coroas de aço inoxidável pré-revestidas (PVSCCs) oferecem uma potencial restauração estética e duradoura para dentes decíduos com cáries grosseiras, uma vez que estas coroas combinam alegadamente a durabilidade das SSC convencionais com o atrativo estético da resina composta. Estas coroas estão disponíveis com uma variedade de materiais de revestimento, tais como resina composta ou resina termoplástica ligada à coroa de aço inoxidável. As facetas estéticas são fixadas nas coroas de aço inoxidável utilizando uma variedade de abordagens de ligação mecânica e química. (Figura 4. Coroa de aço inoxidável pré-envernizada)[24]

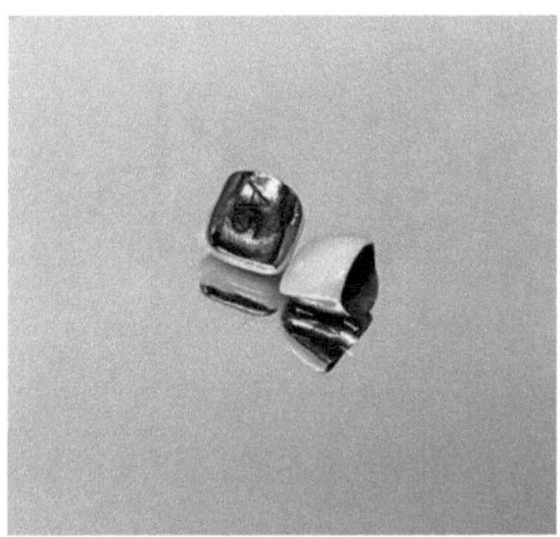

FIG.4: VANTAGENS DA COROA DE AÇO INOXIDÁVEL PRÉ-REVESTIDA[24]

1. Obtém-se um resultado esteticamente agradável com um tempo operatório relativamente curto.
2. Durabilidade
3. Dão bons resultados em condições em que o controlo da humidade é difícil.

LIMITAÇÕES[24]

1. A adição de resina cria um SSC com uma espessura maior em comparação

com um SSC convencional e, por conseguinte, é necessária uma preparação dentária mais extensa para permitir uma adaptação e oclusão adequadas.

2. O dentista não tem escolha quanto à cor da resina, e as coroas fornecidas são por vezes tão brancas que parecem artificiais na boca.

3. As coroas pré-revestidas são substancialmente mais caras do que as coroas tradicionais em aço inoxidável.

4. A secção labial da margem não pode ser frisada, porque o material de resina colado irá soltar-se. Por conseguinte, a região não engastada não se ajusta com a mesma precisão que uma coroa de aço não revestida.

COROA DE TIRAS [24]

Entre as restaurações mais estéticas e populares para incisivos anteriores decíduos cariados estão as coroas de resina composta. As coroas de resina composta (SCs) têm sido utilizadas há mais de 2 décadas para restaurar dentes decíduos cariados. Esta é a primeira escolha de muitos clínicos devido à estética superior e à facilidade de reparação se a coroa posteriormente se lascar ou fraturar. (Figura 5: mostrando a coroa de tira anterior)

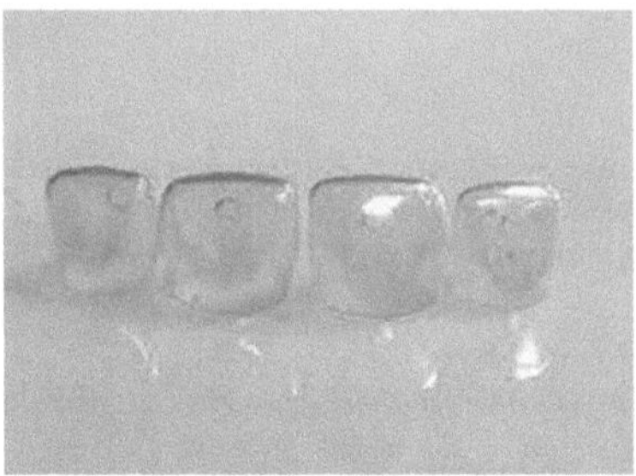

Fig.5: COROA ANTERIOR DA FAIXA PEDO JACKET COROAS [24]

A Pedo Jacket é manuseada de forma semelhante a uma forma de coroa de celuloide, só que a "jaqueta" é feita de um material de co-poliéster da cor do dente, que é preenchido com material de resina e deixado no dente após a polimerização, em vez de ser removido como a forma de coroa de celuloide. Existem dificuldades com esta coroa. Um problema é que estas coroas só vêm numa tonalidade, que é muito branca, pelo que pode ser difícil fazer a correspondência; dentes adjacentes não restaurados. Além disso, como as coroas são feitas de copoliéster, não podem ser aparadas ou remodeladas com uma broca de acabamento de alta velocidade, devido ao facto de o material derreter na broca. (Figura 6: Coroa de jaqueta Pedo)

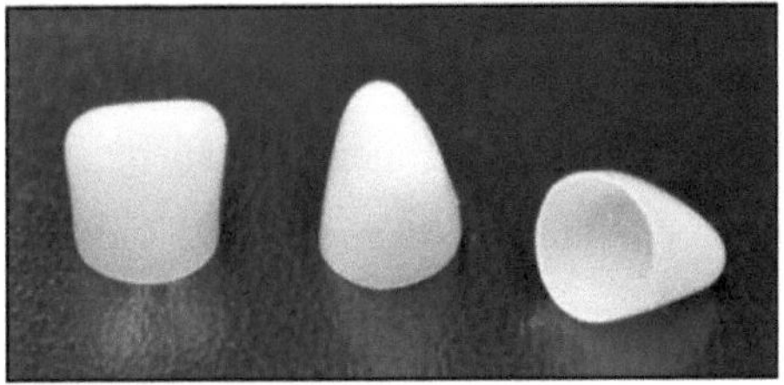

Fig6: COROA DE JACA DE PEDO

COROA DE ZIRCÓNIO[24]

As coroas mencionadas feitas de zircónia para a dentição primária representam uma alternativa sem metal. As restaurações à base de zircónia têm tido uma presença significativa na medicina dentária, servindo como um tipo primário de cerâmica utilizada para várias restaurações de desenho assistido por computador/fabricação assistida por computador (CAD/CAM). Estas incluem estrutura/folheado manual, estrutura/folheado fresado, próteses fixas de contorno completo, pilares de implantes e grandes estruturas suportadas por implantes. A zircónia destaca-se como a cerâmica dentária mais forte disponível, oferecendo também um atrativo estético. Embora a zircónia tenha ganho grande aceitação como material de restauração para dentes permanentes, a sua utilização na dentição primária é relativamente recente. Atualmente, existe pouca investigação sobre coroas de zircónia pré-fabricadas de encaixe passivo especificamente concebidas para dentes anteriores primários. Algumas coroas de zircónia pediátricas disponíveis comercialmente estão a ser discutidas:

1. Coroas E Z Pedo
2. Coroas de zircónio NuSmile
3. Coroas pediátricas em zircónio Cheng
4. Coroas pediátricas em zircónio Kinder

História da coroa de zircónio:

A origem do nome "Zircónio" deriva do termo árabe "Zargon", que se traduz por "cor dourada". O zircónio (Zr) é um elemento metálico com um número atómico de 40. A descoberta do dióxido de zircónio (ZrO_2) foi acidental e atribuída ao químico alemão Martin Heinrich Klaproth em 1789. Ele deparou-se com este composto enquanto realizava experiências que envolviam o aquecimento de certas pedras preciosas. Inicialmente, o dióxido de zircónio foi utilizado como um pigmento raro durante um longo período. No entanto, no final dos anos 60, houve uma mudança significativa na utilização do zircónio. A investigação e o desenvolvimento extensivos começaram a aperfeiçoar o zircónio para as suas aplicações como biomateriais, marcando um momento crucial na sua exploração científica e adaptação para além da sua utilização apenas como pigmento. A primeira utilização documentada do zircónio como biomaterial cerâmico foi observada sob a forma de cabeças esféricas para Substituições Totais da Anca (THR). Durante as primeiras fases de desenvolvimento, numerosas combinações de soluções sólidas (incluindo ZrO_2-MgO, ZrO_2- CaO, ZrO_2-Y_2O_3) foram extensivamente testadas para aplicações biomédicas. No entanto, à medida que a investigação foi avançando, a atenção centrou-se mais no aperfeiçoamento e no avanço das combinações de cerâmicas de zircónia-ítrio, normalmente designadas por policristais de zircónia tetragonal (TZP). O TZP, devido à sua excecional estabilidade mecânica e dimensional, como a resistência mecânica e a tenacidade, encontrou aplicações em vários campos, como vaivéns espaciais, automóveis, ferramentas de corte e motores de combustão. As excelentes propriedades físicas, a cor branca e a superior biocompatibilidade deste material despertaram o interesse no seu potencial como estrutura alternativa para coroas de cerâmica de cobertura total e próteses parciais fixas (FPD) no campo da medicina dentária. A avaliação dos materiais à base de zircónio nestas aplicações dentárias deve-se aos seus atributos promissores e potenciais vantagens na prótese dentária.[25]

Estrutura da Zircónia:

O ZrO2 é um material polimórfico e apresenta-se em três formas: **monoclínica, tetragonal e cúbica**. A) A fase monoclínica é estável à temperatura ambiente até 1170 °C

B) O tetragonal a temperaturas de 1170-2370 °C

C) A cúbica a mais de 2370 °C.[26] (Figura 7: Fases e sua transformação da zircónia. (A) monoclínica; (B) tetragonal; (C) estrutura cúbica e (D) fases de transformação da zircónia

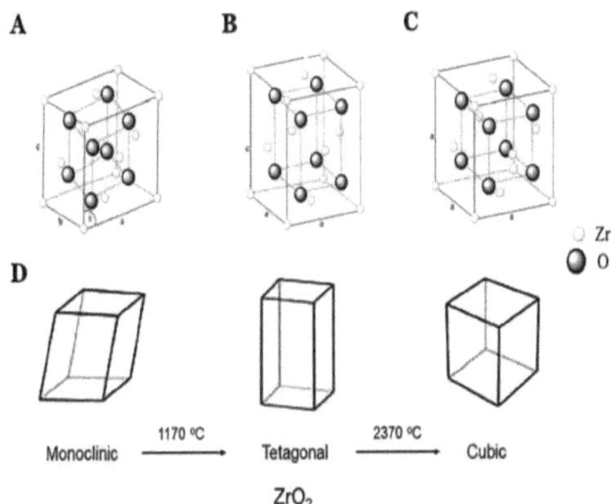

IG.7: FASES E SUAS TRANSFORMAÇÕES DA ZIRCÓNIA.

(A) MONOCLÍNICA; (B) TETRAGONAL; (C) ESTRUTURA CÚBICA E (D) FASES DE TRANSFORMAÇÃO DA ZIRCÓNIA.

Contudo, estão associadas a estas transformações alterações visíveis no volume: durante a transformação monoclínica para tetragonal, ocorre uma diminuição de 5% no volume quando o óxido de zircónio é aquecido; inversamente, observa-se um aumento de 3%-4% no volume durante processo de arrefecimento. Embora estejam atualmente disponíveis muitos tipos de sistemas cerâmicos contendo zircónia, apenas três são utilizados até à data em medicina dentária. Estes são: zircónio dopado com catiões de ítrio policristais de zircónia tetragonal (3Y-TZP), zircónia parcialmente estabilizada dopada com catiões de magnésio (Mg-PSZ) e alumina endurecida com zircónia (ZTA).[26]

Atualmente, estão disponíveis para restaurações dentárias monolíticas três graus de zircónia com base na percentagem de conteúdo de ítria, nomeadamente 3Y-, 4Y- e 5Y-PSZ (zircónia parcialmente estabilizada com mol% de ítria).

A. 3Y-TZP:

Composição e estabilização: A zircónia de qualidade biomédica contém normalmente 3 mol% de ítria (Y_2O_3) como estabilizador, formando 3Y-TZP. Neste material, os catiões de ítrio (Y^{3+}) e os catiões de zircónio (Zr^{4+}) estão distribuídos aleatoriamente pelos locais catiónicos, alcançando a neutralidade eléctrica através da criação de vagas de oxigénio.[27]

Utilização histórica em cirurgia ortopédica: O 3Y-TZP foi inicialmente utilizado para fabricar cabeças femorais em próteses totais de substituição da anca a partir do final da década de 1980. No entanto, a sua utilização em cirurgia ortopédica diminuiu significativamente em mais de 90% na sequência de uma série de falhas ocorridas em 2001. Estas falhas levaram a uma redução da sua aplicação em implantes ortopédicos.[28]

Aplicação atual em medicina dentária: Apesar da sua reduzida utilização em ortopedia, o 3Y-TZP continua disponível e a ser utilizado em medicina dentária, especificamente para o fabrico de coroas dentárias e próteses parciais fixas. Em medicina dentária, o material pode oferecer propriedades favoráveis adequadas para restaurações dentárias. A redução da utilização de 3Y-TZP em cirurgia ortopédica após as falhas em 2001 sugere potenciais preocupações ou limitações associadas ao seu desempenho nessa aplicação específica. No entanto, a sua disponibilidade e aplicação contínuas em medicina dentária indicam que as suas propriedades podem ser mais adequadas ou controladas para restaurações dentárias, em comparação com a sua utilização em implantes ortopédicos.[28] Acima de um tamanho de grão crítico, o 3Y-TZP é menos estável e mais suscetível à transformação espontânea t→m, enquanto que tamanhos de grão mais pequenos (<1 μm) estão associados a uma taxa de transformação mais baixa. Além disso, abaixo de um determinado tamanho de grão (~ 0,2 μm), a transformação não é possível, levando a uma redução da tenacidade à fratura. Consequentemente, as condições de sinterização têm um forte impacto na estabilidade e nas propriedades mecânicas do produto final, uma vez que determinam o tamanho do grão. Temperaturas de sinterização mais elevadas e tempos de sinterização mais longos conduzem a tamanhos de grão maiores. O 3Y-TZP atualmente disponível para maquinação suave de restaurações dentárias utiliza temperaturas de sinterização finais que variam entre 1350 e 1550°C, dependendo do fabricante. A Fig. 8 mostra as imagens AFM de 3Y-TZP a diferentes temperaturas. Esta gama bastante ampla de temperaturas de sinterização é, portanto, suscetível de o tamanho do grão e, posteriormente, a estabilidade de fase do 3Y-TZP para aplicações dentárias. Também realça o impacto significativo do tamanho do grão e das condições de sinterização na estabilidade e nas propriedades mecânicas do 3Y-TZP (policristais de zircónia tetragonal estabilizada com ítria a 3 mol%) utilizado em restaurações dentárias.[29]

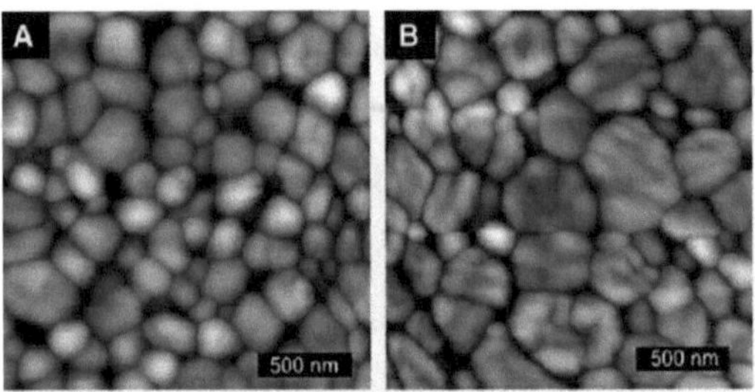

FIG.8: MICROGRAFIAS DE FORÇA ATÓMICA (MODO DE CONTACTO) DE 3Y-TZP SINTERIZADO A 1300º C (A) E 1450º C (B)

Influência do tamanho do grão: Acima de um tamanho de grão crítico, o 3Y-TZP torna-se menos estável e mais propenso à transformação espontânea da fase tetragonal (t) para a fase monoclínica (m). Tamanhos de grão mais pequenos (menos de 1 μm) estão associados a uma taxa de transformação mais baixa. Abaixo de um determinado tamanho de grão crítico (aproximadamente 0,2 μm), a transformação torna-se impossível, levando a uma redução da resistência à fratura.[30]

Impacto das condições de sinterização: As condições de sinterização durante o processo de fabrico têm um impacto significativo na estabilidade e nas propriedades mecânicas do produto final, determinando a dimensão do grão. Temperaturas de sinterização mais elevadas e tempos de sinterização mais longos conduzem geralmente a tamanhos de grão maiores no material.[30]

Temperaturas de sinterização de restaurações dentárias: As 3Y-TZP atualmente disponíveis, utilizadas para maquinação suave de restaurações dentárias, utilizam uma gama de temperaturas de sinterização finais que variam entre 1350 e 1550°C, dependendo do fabricante. Esta variação nas temperaturas de sinterização é suscetível de influenciar o tamanho do grão e a subsequente estabilidade de fase do 3Y-TZP utilizado em aplicações dentárias.[29,31] Os dados sugerem que o controlo das condições de sinterização, particularmente a temperatura durante o processo de fabrico, é crucial para determinar o tamanho do grão e, subsequentemente, afetar a estabilidade e as propriedades mecânicas do 3Y-TZP. A compreensão destas relações ajuda a otimizar o processo de sinterização para alcançar as caraterísticas mecânicas e a estabilidade desejadas para as restaurações dentárias feitas de 3Y-TZP. Para além disso, em alguns dados também se sugere que Para alcançar uma translucidez e uma cor clinicamente semelhantes às dos dentes nos materiais de zircónia, podem ser aplicadas várias alterações diferentes no processo de fabrico. Por exemplo, cristais mais pequenos aumentam a translucidez. Uma maior proporção de estrutura cristalina cúbica conseguida por uma temperatura de sinterização mais elevada e um maior teor de ítria, também aumentará a translucidez. A inclusão de outros óxidos altera a cor e aumenta a opacidade[29,31]

Os grãos cúbicos são enriquecidos em ítrio, enquanto os grãos tetragonais circundantes são empobrecidos e, por conseguinte, menos estáveis. Como mencionado anteriormente, as restaurações produzidas por maquinação suave são sinterizadas numa fase posterior (ou seja, após as etapas de moldagem), este processo evita a transformação induzida por tensão de tetragonal para monoclínico e conduz a uma superfície final praticamente livre de fase monoclínica, a menos que sejam necessários ajustes de retificação ou seja realizado um jato de areia.[32] A maioria dos fabricantes de peças em bruto de 3Y-TZP para aplicações dentárias não recomendam a retificação ou o jato de areia para evitar tanto a transformação t→m como a formação de falhas na superfície que poderiam ser prejudiciais para o desempenho a longo prazo, apesar do aparente aumento da resistência devido às tensões de compressão induzidas pela transformação. Em contraste, as restaurações produzidas por maquinação dura de blocos 3Y-TZP totalmente sinterizados demonstraram conter uma quantidade significativa de zircónia monoclínica.[33] Isto está normalmente associado a microfissuras na superfície, maior suscetibilidade à degradação a baixa temperatura e menor fiabilidade. Liu et al. estudaram o comportamento à fadiga do 3Y-TZP.[34] As falhas de processamento pré-existentes foram identificadas como a origem da fratura em todos os casos e a microfissuração demonstrou ser o mecanismo dominante dos danos por fadiga. A Fig.9 mostra o estudo SEM da 3Y-TZP. Mais recentemente, Zhang et al. estudaram o efeito dos danos por indentação acentuada no desempenho a longo prazo do 3Y-TZP. Foi demonstrado que tanto o jato de areia como as indentações acentuadas, mesmo com cargas muito baixas, são prejudiciais para o desempenho a longo prazo da 3Y-TZP quando testada com cargas cíclicas.[35,36] Estes estudos salientaram a importância de controlar o estado final da superfície da 3Y-TZP para aplicações biomédicas. Em resumo, mesmo que a elevada resistência possa parecer uma propriedade benéfica para aplicações dentárias, o desempenho a longo prazo e a fiabilidade também devem ser considerados.[37]

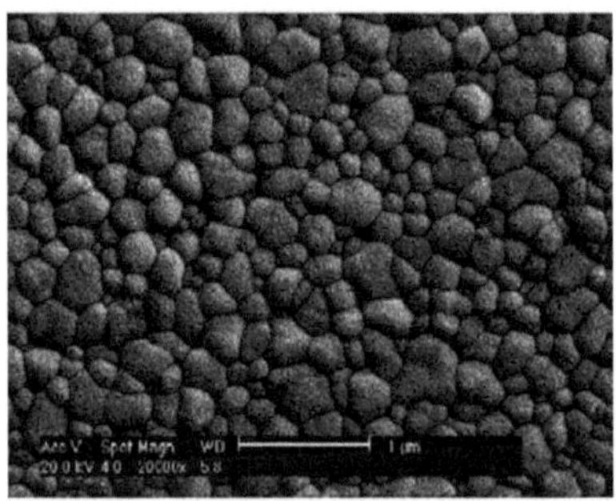

FIG.9: MICROGRAFIA ELECTRÓNICA DE VARRIMENTO DE 3Y-TZP PARA APLICAÇÕES DENTÁRIAS SINTERIZADO DE ACORDO COM AS RECOMENDAÇÕES DO FABRICANTE (CERCON®, DENTSPLY CERAMCO).

Vários autores relataram que o recozimento a 900 °C por 1h ou tratamentos térmicos relativamente curtos na faixa de temperatura de 900-1000 °C por 1min induzem a transformação reversa de monoclínico para tetragonal. Este fenómeno foi acompanhado pelo relaxamento das tensões de compressão na superfície e por uma diminuição da resistência. A Fig. 10 mostra uma indentação Vickers num 3Y-TZP disponível comercialmente para aplicações dentárias sob uma carga de 98,1N.

Apenas uma pequena fissura emana de um dos cantos da indentação. A ausência de fissuras nos outros cantos é indicativa da ocorrência do mecanismo de endurecimento por transformação.[38]

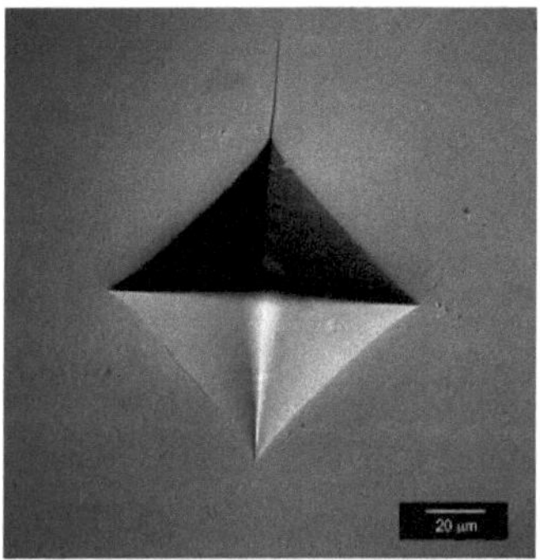

FIG.10: MICROGRAFIA ÓPTICA DE UMA INDENTAÇÃO VICKERS NUM 3Y- TZP PARA APLICAÇÕES DENTÁRIAS (CARGA DE 98,1N).

B) 4Y-TZP

Os materiais de zircónia de quarta geração são criados para aumentar a resistência e a tenacidade, mas mais uma vez a translucidez e a reflexão da luz são diminuídas. O (4Y-TZP) 4 mol% Y2O3 0,05% Al2O3 apresenta 30% de translucidez, 900 MPa BFS e melhor resistência ao envelhecimento. A literatura apoia os resultados relativos à diferença nas propriedades entre os materiais de zircónia de terceira e quarta geração. A terceira geração apresenta melhores propriedades ópticas do que os materiais de zircónia de quarta geração, mas a zircónia de quarta geração apresenta uma melhor resistência . A abrasividade e o desgaste estão intimamente relacionados com o tamanho do grão; assim, a zircónia de terceira e quarta geração mostra um grau de desgaste semelhante que está muito próximo do desgaste do esmalte. Relativamente ao tratamento de superfície e à cimentação, a zircónia de terceira e quarta geração carece de adesividade e necessita de ser submetida aos mesmos tratamentos de superfície para melhorar a rugosidade da superfície. A resistência ao envelhecimento é maior na zircónia de terceira do que na de quarta geração devido à percentagem de fase cúbica. Não foram encontradas diferenças na precisão marginal e no ajuste interno dos materiais de zircónia da terceira e quarta geração.[39]

C) 5Y-PSZ

5Y-TZP (5 mole % Y-TZP) Verificou-se que a 5Y-TZP apresenta a menor resistência. A resistência à fratura do 5Y-TZP é quase 50% inferior em comparação com a do 3Y-TZP com o teor de fase cúbica devido ao maior teor de ítria. A 5Y-TZP é mais translúcida em 20 a 25%, mas tem menor resistência à flexão em 40 a 50% em comparação com a 3Y-TZP. É por isso que o 3Y-TZP pode ser indicado para pontes, especialmente de longo alcance, e não é adequado para os dentes anteriores, o 5Y-TZP é indicado para facetas e coroas anteriores, mas não é adequado para pontes de longo alcance.[40]

TIPOS DE ZIRCÓNIO PARA O PROCESSO DE FABRICO

Estão disponíveis três tipos principais de zircónia para utilização em medicina dentária clínica. Embora sejam quimicamente idênticos, têm propriedades físicas ligeiramente diferentes que podem ou não ser clinicamente relevantes. A matéria-prima da zircónia não é um produto natural, mas é processada quimicamente a partir de minerais. Com a prensagem isostática a frio, os pós são moldados em pré-formas de cerâmica.[40]

Milling at green stage (non-sintered)	Cercon base, Cercon (Degudent, Frankfurt, Germany) Lava Frame, Lava (3M ESPE, Seefeld, Germany) Hint-ELs Zirkon TPZ-G, DigiDent (Girrbach, Pforzheim, Germany) ZirkonZahn, Steger (Steger, Brunneck, Italy) Xavex G100 Zirkon, Etkon (Etkom, Grafelfingen, Germany)
Grinding at pre-sintered stage	In-Ceram YZ Cubes, Cerec InLab (Sirona, Bensheim, Germany) ZS-Blanks, Everest (KaVo, Leutkirch, Germany) Hint-ELs Zirkon TZP-W, DigiDent (Girrbach, Pforzheim, Germany) DC-Shrink, Precident DCS (DCS, Allschwil, Switzerland) LAVA All-Ceramic System (3M ESPE, Seefeld, Germany) Cercon Smart Ceramics (DeguDent, Hanau, Germany) Procera Zirconia (Nobel Biocare, Göteborg, Sweden)
Grinding at completely sintered stage	DC-Zirkon, Precident DCS (DCS, Allschwil, Switzerland) Z-Blanks, Everest (KaVo, Leutkirch, Germany) Zirkon TM, Pro 50, Cynovad (Cynovad, Montreal, Canada) Hint-ELs Zirkon TZP-HIP, DigiDent (Girrbach, Pforzheim, Germany) HIP Zirkon, Etkon (Etkon, Grafelfingen, Germany)

Quadro-1: TIPOS DE ZIRCÓNIA PARA O PROCESSO DE FABRICAÇÃO

Types	Indications
Type 1A: 3Y-TZP (conventional) (1) **Ceramill Zi** (2) **Vita YZ T** (3) **Cercon base** (4) **Kantana LT** (5) **Emax Zir CAD LT**	–Substructure –Custom abutment –Single-tooth and up to 14-unit bridges on screw-retained restorations in the anterior and posterior tooth region (primary telescopic)
Type 1B: 3Y-TZP with reduced alumina (1) **Vita YZ HT** (2) **Cercon HT** (3) **Lava Plus** (4) **Lava chairside** (5) **GC Standard Translucency (ST)** (6) **GC High Translucency (HT)** (7) **GC Ultra High Translucency (UHT)** (8) **Nexx Zr S** (9) **Nexx Zr T** (10) **DD Bio Z High Strength (HS)** (11) **DD Bio ZX^2 High Translucent (HT)** (12) **Katana HT** (13) **Katana HT ML** (14) **E Max Zr CAD MO**	–Substructure –Custom abutment –Single-tooth and up to 14-unit bridges on screw-retained restorations in the anterior and posterior tooth region (primary telescopic)
Type 2: 4Y-TZP (1) **Zolid gen x** (2) **Zolid drs multilayer** (3) **Zolid ht+ preshades** (4) **Zolid ht+ white** (5) **Vita YZ ST** (6) **Vita YZ ST Multicolor** (7) **NexxZr+: Hight Translucent** (8) **DD cube ONE® –High Translucent Plus (HT+)** (9) **Katana STML** (10) **Emax Zircad MT**	–Single-tooth and up to 14-unit bridges on screw-retained restorations in the anterior and posterior region –Inlay, onlay, tabletop
Type 3: 5Y-TZP (1) **Ceramill Zolid Fx White** (2) **Ceramill Zolid Fx Multilayers** (3) **Vita YZ XT** (4) **YZ XT Multicolors** (5) **Cercon XT** (6) **Cercon XT ML** (7) **LAVA Esthetic** (8) **DD cubeX^2® –Super High Translucent (SHT)** (9) **Katana UTML**	– Anatomical crowns and bridges (<3 units extending to the second premolar region)
Type 4: Combination of 3Y/ 4Y and 5Y-TZP (1) **NexxZr T Multi: Translucent** (2) **NexxZr Multi: High Translucent** (3) **Katana YML** (4) **Emax Zir CAD MT Multi**	–Single unit –Multiple unit bridge

TABELA-2: CLASSIFICAÇÃO DA ZIRCÓNIA COM BASE NO TEOR DE ÍTRIA E NAS INDICAÇÕES[41]

Propriedades mecânicas da zircónia:

1) **Resistência à tração e à compressão:** A zircónia apresenta uma elevada resistência à tração (resistência à tração) que varia entre 900 e 1200 MPa. A sua resistência à compressão é ainda maior, aproximadamente 2000 MPa. Isto indica que a zircónia possui uma resistência considerável contra as forças que tentam puxá-la ou comprimi-la.[42]

A) **Tolerância a tensões de carga cíclica:** A zircónia apresenta uma boa resistência às tensões de carga cíclica. Quando sujeita a uma força intermitente de 28 kN, Cales e Stefani observaram que foram necessários cerca de 50 mil milhões de ciclos para provocar a rutura das amostras de zircónio. Esta resistência a ciclos de tensão repetidos realça a sua durabilidade em determinadas condições.[43]

B) **Impacto da força na falha estrutural:** Contudo, quando a força aplicada excedeu 90 kN, a falha estrutural das amostras de zircónia ocorreu muito mais rapidamente, após apenas 15 ciclos. Isto demonstra que, embora a zircónia possa suportar tensões cíclicas elevadas numa extensão considerável, um aumento significativo da força pode causar uma falha estrutural rápida.[43]

C) **Tratamentos de superfície**: Os tratamentos de superfície podem alterar as propriedades físicas da zircónia. Estes tratamentos podem ser utilizados para modificar caraterísticas como a dureza, a resistência ao desgaste, a biocompatibilidade e a estética, proporcionando versatilidade nas suas aplicações. As propriedades mecânicas robustas da zircónia fazem dela um material valioso em várias indústrias, incluindo aplicações biomédicas (como implantes dentários), engenharia estrutural e fabrico, onde a elevada resistência, durabilidade e resistência ao desgaste são essenciais. Compreender o desempenho da zircónia sob diferentes níveis de tensão é crucial para a conceber e utilizar eficazmente em várias aplicações, tendo em conta as suas limitações sob forças extremas.[43]

2) **Envelhecimento:** O fenómeno de degradação a baixa temperatura ou "envelhecimento" na zircónia é um aspeto importante que não tem sido extensivamente estudado mas que está a ganhar cada vez mais atenção, especialmente na ciência dos materiais e na medicina dentária devido às suas implicações nas restaurações dentárias. Aqui estão os pontos-chave destacados na informação fornecida:[44]

A) **Degradação a baixa temperatura (envelhecimento):** O zircónio pode sofrer um processo de degradação a baixa temperatura quando exposto a água ou a solventes não aquosos. Esta exposição pode induzir a formação de hidróxidos de zircónio ao longo de fissuras no interior do material. Este fenómeno acelera a expansão da fratura e pode levar a efeitos prejudiciais nas propriedades da zircónia.[44]

B) **Efeitos nas propriedades mecânicas:** A formação de hidróxidos de zircónio devido ao envelhecimento pode resultar em vários impactos negativos no material, incluindo a redução da resistência, tenacidade e densidade. Esta degradação acaba por comprometer a integridade estrutural dos componentes à base de zircónia, levando potencialmente a falhas, particularmente em restaurações dentárias.[44]

C) **Impacto da retificação de superfície**: Além disso, observou-se que a retificação da superfície da zircónia tem efeitos adversos na sua resistência. Kosmac et al confirmaram esta observação, relatando que a moagem da superfície levou a uma redução tanto na resistência média como na fiabilidade do óxido de zircónio.[45]

D) Estas descobertas enfatizam a importância de compreender e mitigar os efeitos da degradação a baixa temperatura ou do envelhecimento em materiais à base de zircónia, especialmente em aplicações dentárias onde estes materiais são normalmente utilizados para restaurações como coroas, pontes e implantes.[37]

E) Os investigadores e os fabricantes estão a explorar formas de melhorar a resistência da zircónia à degradação a baixa temperatura através de modificações do material, tratamentos de superfície e melhores técnicas de fabrico para garantir o seu desempenho a longo prazo e a sua fiabilidade em várias aplicações.[37]

3) **Endurecimento por transformação**: A zircónia possui uma elevada resistência à flexão e tenacidade à fratura devido a uma propriedade conhecida como endurecimento por transformação. Esta caraterística contribui para a sua capacidade de resistir a fracturas e suportar tensões, tornando-a um material atrativo para restaurações dentárias.[44]

A) **Fratura da estrutura em restaurações dentárias**: Verificou-se que a incidência de fratura da estrutura em próteses parciais fixas (FPDs) com base em zircónia está relacionada com o desenho da restauração. As FPDs com incrustações mostraram uma taxa de fracasso mais elevada em comparação com outros desenhos.[45]

B) **Complicações comuns**: Um dos problemas mais comuns observados nas restaurações à base de zircónia é a fratura da porcelana de revestimento. Isto manifesta-se frequentemente de forma clínica como fracturas por lascagem da cerâmica de revestimento, expondo por vezes a estrutura de zircónia subjacente.[7]

C) **Factores que afectam as fracturas de revestimento:** Vários factores podem influenciar a taxa de fracturas de revestimento em restaurações à base de zircónia. Estes incluem alterações na estrutura cristalina das superfícies de zircónia durante a abrasão por partículas transportadas pelo ar, diferenças nos tratamentos de superfície das estruturas e a força de ligação entre as cerâmicas de revestimento e as estruturas de zircónia.[7]

D) **Melhorar a resistência mecânica:** Técnicas como a sinterização de capas de facetas de dissilicato de lítio fresadas por CAD/CAM em capas de zircónia demonstraram aumentar a resistência mecânica das restaurações de coroa. Da mesma forma, o fabrico de zircónia de contorno completo sem revestimento pode ajudar a reduzir as fracturas por lascagem.[46]

E) **Restaurações monobloco:** O fabrico de restaurações monobloco a partir de zircónia pura poderia potencialmente aumentar a estabilidade mecânica e alargar a gama de indicações. No entanto, até à data, não existiam dados clínicos disponíveis para apoiar esta abordagem.[46]

F) Estas descobertas e considerações realçam as complexidades envolvidas na utilização de materiais à base de zircónia em restaurações dentárias. As estratégias para melhorar a resistência e a durabilidade destas restaurações estão continuamente a ser exploradas através de várias técnicas, materiais e processos de fabrico para minimizar as complicações e melhorar os resultados clínicos em medicina dentária.

Biocompatibilidade da Zircónia:

O excerto destaca a extensa avaliação da biocompatibilidade da zircónia, em particular do Y-TZP (Yttria-stabilized Tetragonal Zirconia Polycrystals), salientando vários aspectos: Confirmação da biocompatibilidade: Estudos in vitro (em laboratório) e in vivo (num organismo vivo) confirmaram consistentemente a elevada biocompatibilidade do Y-TZP. Esta avaliação utilizou pós de zircónio altamente puros que não tinham conteúdo radioativo.[47]

1) **Ausência de reacções adversas:** Os estudos não relataram reacções adversas locais (celulares) ou sistémicas aos materiais à base de zircónia. Esta ausência de reacções adversas é um fator crucial para considerar a segurança da zircónia para utilização em aplicações biomédicas.[48]

2) **Acumulação bacteriana:** Pesquisas recentes indicaram que menos bactérias tendem a acumular-se à volta do Y-TZP em comparação com o titânio. Esta diferença na acumulação bacteriana pode ser potencialmente atribuída a diferentes propriedades de adsorção de proteínas entre os materiais.[48]

3) **Impacto na saúde periodontal:** Os estudos centrados na saúde periodontal não mostraram quaisquer diferenças significativas ou alterações observadas na saúde biológica dos tecidos moles e duros que rodeiam as restaurações à base de zircónia. Não se registaram casos de inflamação gengival ou periodontite diretamente relacionados com materiais à base de zircónia.[49]

4) **Potencial dos pilares de implantes:** Com base nos resultados, há uma sugestão de que o óxido de zircónio pode ser um material adequado para o fabrico de pilares de implantes devido ao seu baixo potencial de colonização bacteriana.[49,50]

Propriedades químicas da zircónia:

1) O zircónio é capaz de formar compostos com valências 1, 2, 3 ou 4. Os estados de oxidação inferiores a 4 são difíceis de encontrar. Os compostos de

zircónio apresentam normalmente números de coordenação de 4, 6, 7 e 8, com formas tetraédricas, octaédricas, bipiramidais pentagonais e dodecaédricas, respetivamente. São também conhecidas estruturas cristalinas com números de coordenação iguais a 7 ou 8, com formas prismáticas trigonais e antiprismáticas quadradas, respetivamente.[51]

2) Considerando que, em estereoquímica, os iões de zircónio são altamente carregados, esféricos e muito grandes, sem conchas parcialmente preenchidas, é compreensível que os compostos de zircónio (IV) tenham números de coordenação elevados (6, 7 e 8) e uma grande variedade de poliedros de coordenação. Uma outra consequência da elevada relação carga/raio é que a química da solução aquosa é dominada pela hidrólise e pela presença de espécies poliméricas. Estas espécies são sensíveis ao seu ambiente e o seu equilíbrio é estabelecido lentamente, tornando difícil a obtenção de resultados de estudo. O efeito prático deste facto é que é difícil controlar a produção de produtos químicos de zircónio com propriedades consistentes.[51]

3) O zircónio forma principalmente um óxido estável com um número de oxidação de +4, conhecido como dióxido de zircónio (ZrO2). No entanto, sob certas condições, foram observados alguns óxidos baixos de zircónio devido à dissolução do oxigénio na rede metálica do zircónio. Por exemplo, foi descoberto o subóxido de zircónio (ZrO0.3), que envolve o oxigénio dissolvido na estrutura do zircónio. O monóxido de zircónio (ZrO) foi detectado em certas estrelas através de medições espectrográficas de massa. Além disso, foi observado evaporado em superfícies de filamentos de tungsténio. Alguns pseudo-compostos de oxigénio também podem ser observados quando o oxigénio é adicionado ao zircónio na forma de alfa-zircónio. Estes pseudo-compostos representam a dissolução do oxigénio na rede do zircónio. Investigações recentes sugeriram que o monóxido de zircónio pode ser produzido através da redução do dióxido de zircónio com magnésio, com alguns estudos a indicarem-no como a principal fase formada neste processo. No

entanto, tem havido um debate sobre a existência do monóxido de zircónio. Estudos electroquímicos têm questionado a sua existência distinta, propondo que o monóxido de zircónio pode ser uma mistura de zircónio e dióxido de zircónio em vez de um composto separado.[35]

Este debate sublinha as complexidades na compreensão e caraterização de certos óxidos baixos de zircónio, especialmente o monóxido de zircónio, devido ao seu comportamento invulgar e aos desafios na confirmação da sua natureza química distinta.

4) Quimicamente, o zircónio é altamente reativo - no ar ou em meios aquosos, desenvolve rapidamente uma película de óxido, o que o torna estável em relação à corrosão. A estabilidade pode, no entanto, ser drasticamente reduzida por iões fluoreto, mesmo em quantidades vestigiais.[51]

5) O zircónio é estável tanto em meios ácidos como cáusticos. A temperaturas elevadas é atacado lentamente por água régia, ácido fosfórico, ácido fluorídrico e ácido sulfúrico . Em concentrações elevadas em meios ácidos, o zircónio pode ser atacado rapidamente. Também é atacado por bissulfato de sódio fundido, carbonato de sódio e peróxido de sódio. A formação de uma película negra protege-o do hidróxido de sódio fundido. O zircónio é totalmente resistente à corrosão por ácidos orgânicos[51].

PROPRIEDADES ESTÉTICAS E TRANSMISSÃO DE LUZ DA ZIRCÓNIA

Este excerto aborda os aspectos estéticos de diferentes materiais cerâmicos utilizados em restaurações dentárias, destacando os desafios e as caraterísticas relacionadas com a translucidez e as propriedades mecânicas:

1) **Considerações estéticas**: Os materiais totalmente cerâmicos são preferidos às restaurações metalo-cerâmicas com núcleos opacos devido ao seu aspeto

estético melhorado. As coroas de cerâmica à base de zircónia, embora duráveis, têm sido reportadas como tendo uma translucidez inferior em comparação com as cerâmicas de vidro de dissilicato de lítio, que são conhecidas pelos seus excelentes resultados estéticos. A In-Ceram Zirconia, uma cerâmica à base de óxido de alumínio com 35% de dióxido de zircónio, apresenta uma translucidez relativamente baixa semelhante às coroas metalo-cerâmicas, o que pode dificultar a obtenção de restaurações esteticamente agradáveis.[52]

2) **Materiais com Estética Óptima**: O Procera AllCeram, uma cerâmica de óxido de alumínio 99,9% densamente sinterizada, e o IPS Empress e o IPS e.max Press, que são cerâmicas de vidro de dissilicato de lítio, têm sido relatados como oferecendo ótimos resultados estéticos. A IPS e.max Press, introduzida em 2005 como uma evolução da IPS Empress, é conhecida por melhorar a translucidez e as propriedades mecânicas.

3) **Translucidez e propriedades mecânicas:** As cerâmicas de alumina e vidro apresentam geralmente uma translucidez relativa razoável a elevada, mas têm propriedades mecânicas inferiores em comparação com as cerâmicas à base de zircónia, como a Y-TZP (policristais de zircónia tetragonal estabilizada com ítria). Factores que influenciam a transmissão de luz através da Y-TZP: A transmissão de luz através da Y-TZP (policristais de zircónia tetragonal estabilizada com ítrio) depende de factores como a composição e a espessura da estrutura de zircónia e as caraterísticas físicas, bem como o grau de vitrificação da porcelana de revestimento.

4) A transmissão de luz através do Y-TZP varia em função de:

(A) A composição e a espessura da estrutura de zircónio;

(B) As caraterísticas físicas e o grau de vidrado da porcelana de recobrimento [26,52].

COLAGEM EM ZIRCÓNIO

O excerto aborda os desafios relacionados com a obtenção de uma ligação duradoura entre a cerâmica de zircónio e a estrutura do dente em restaurações dentárias, destacando a incerteza relativamente aos métodos de ligação mais eficazes. Eis os pontos principais:

1) **Integridade do cimento e longevidade da restauração**: O sucesso a longo prazo de uma restauração indireta depende fortemente da integridade do cimento na interface restauração-dente.[52]

2) **Desafios na Ligação da Zircónia:** Apesar da utilização contínua da cerâmica de zircónia em aplicações dentárias, o método ideal para conseguir uma ligação duradoura entre a zircónia e a estrutura dentária permanece incerto.[52]

3) **Ineficácia dos métodos tradicionais:** Nota-se que os métodos comummente utilizados que envolvem o condicionamento com ácido fluorídrico e os agentes de silano convencionais são ineficazes para a ligação de cerâmicas de zircónia, tal como sugerido pelo consenso na literatura.[52]

4) **Técnicas de ligação e condicionamento da superfície:** Vários estudos exploraram diferentes métodos de ligação para cerâmicas de zircónia de alta resistência. A abrasão a ar com partículas de óxido de alumínio é uma técnica comummente utilizada para condicionar a superfície da cerâmica. Este processo remove os contaminantes e melhora a retenção micromecânica entre o cimento de resina e a restauração.[52]

5) **Abrasão com revestimento de sílica:** As partículas utilizadas para a abrasão a ar podem ou não ser revestidas com sílica, o que pode envolver um tratamento triboquímico. Este tratamento melhora potencialmente as caraterísticas da superfície da zircónia, ajudando a uma melhor adesão ao cimento resinoso Verificou-se que os tratamentos de pulverização por plasma e de fusão de pérolas de vidro melhoram a resistência de ligação dos cimentos de resina à superfície.[52]

6) **Eficácia dos agentes de revestimento**: Vários estudos experimentaram agentes de revestimento para melhorar a ligação química com a zircónia. Entre estes agentes, os que contêm um monómero de fosfato foram considerados eficazes no estabelecimento de uma ligação fiável com materiais de zircónia.[52]

7) **Química e Estabilidade a Longo Prazo:** Uma investigação recente centrada na estabilidade a longo prazo da ligação de resina de zircónia enfatiza a importância da química dos materiais utilizados, incluindo os primários. O estudo sugere que poderá ser necessário um composto mais hidrofóbico para resistir melhor aos efeitos prejudiciais da hidrólise. Isto poderia potencialmente aumentar a durabilidade da ligação formada por estes primários.[52]

8) **Gravação por Infiltração Selectiva:** Uma nova abordagem para melhorar a força de ligação da resina de zircónia envolve a gravação por infiltração selectiva de materiais à base de zircónia. Este método tem como objetivo criar uma estrutura de superfície retentiva, permitindo que a resina adesiva se infiltre e se entrelace, estabelecendo assim uma ligação forte e duradoura com a zircónia.[52]

Estas descobertas reflectem os esforços contínuos na investigação de materiais dentários para melhorar as capacidades de ligação das restaurações à base de zircónia. A identificação de agentes e técnicas que facilitem uma ligação fiável e duradoura entre a zircónia e a resina é crucial para melhorar o desempenho e a longevidade das restaurações dentárias à base de zircónia

INDICAÇÕES[53]

1) Quando a estética é a principal preocupação do paciente.

2) Mascaramento de descoloração moderada a grave da estrutura dentária subjacente.

3) Restauração de dentes decíduos grosseiramente mutilados.

4) Após tratamento endodôntico.

5) Restauração de dentes com defeitos de desenvolvimento.

6) Em doentes sensíveis ao níquel.

CONTRA-INDICAÇÕES[53]

1) Não recomendado quando o dente primário está próximo da esfoliação com mais de metade da raiz reabsorvida.

2) Quando o dente apresenta uma mobilidade excessiva ou está indicado para extração.

3) Não recomendado em crianças que não cooperam devido à preparação demorada dos dentes e à necessidade de um excelente controlo da humidade e da hemorragia.

4) Em pacientes com bruxismo grave, uma vez que a elevada resistência da zircónia provoca o desgaste do dente oposto.

5) Uma vez que a forma destas coroas não pode ser alterada (não podem ser frisadas nem contornadas), não podem ser utilizadas em casos de apinhamento dos dentes anteriores.

6) Como medida preventiva para dentes sem evidência de patologia.

Vantagens[54]

1) Elevada resistência e tenacidade

2) Resiste ao desgaste

3) Suficientemente translúcido para ser

4) comparável aos dentes naturais

5) Menos remoção de dentes

6) Tamanho, forma e cor modificáveis

7) Biocompatível

8) Boa aceitação dos doentes

Desvantagens da coroa de zircónio[54]

1) As coroas de zircónio não podem ser engastadas como as coroas de aço inoxidável.

2) Devido à inflamação, a hemorragia gengival pode dificultar a fixação do cimento para unir a coroa de zircónia ao dente.

3) São caras em comparação com outras coroas.

Propriedades físicas da zircónia:

Relative Atomic Mass	91.224
Atomic Radius	15.90 nm (in metal lattice)
Ionic Radius (Zr^{4+})	7.5 nm
Electronegativity	1.22
Standard Potential M/MO_2	1.53V
Melting Point	1852 ± 2^0 C
Boiling Point	3850^0 C
Density- α phase β phase	 6.50 g/cm^3 6.05 g/cm^3
Specific Heat at 25^0 C	0.285 $Jg^{-1}kg^{-1}$
Thermal conductivity at 25^0 C	21.1 $Wm^{-1}K^{-1}$
Thermal expansion at 25^0 C (α)	$5.89 \times 10^{-6} K^{-1}$
Ionisation Potential - 1st 2nd 3rd 4th	 674.1 kJ mol^{-1} 1268 kJ mol^{-1} 2217 kJ mol^{-1} 3313 kJ mol^{-1}
Effective cross-section for thermal neutrons	$1.9 \times 10^{-29} m^2$
Thermal conductivity at 25^0 C at 100^0 C at 300^0 C	 21.1 $Wm^{-1}K^{-1}$ 20.4 $Wm^{-1}K^{-1}$ 18.7 $Wm^{-1}K^{-1}$

TABELA3: PROPRIEDADES FÍSICAS DA ZIRCÓNIA

Coroas de zircónio disponíveis no mercado:

1) **Nu smile Zircónia (Zr)**: É constituída por cerâmicas monolíticas de Zr de alta qualidade, com uma durabilidade e resistência superiores às do esmalte. A translucidez da cerâmica de Zr proporciona uma excelente estética e evita o problema do dente escuro que aparece através dos dentes tratados pulparmente. Também é fornecida com uma coroa de prova Nusmile para verificar a adaptação antes da cimentação final.

Esta caraterística não só poupa o tempo do clínico na cadeira, como também elimina passos extra e a desinfeção da coroa. As coroas de zircónia Nusmile têm uma melhor adaptação marginal ao dente e são mais pequenas na fenda cervical do que as outras marcas.[54] (figura11:Mostrando Nu smile Zirconia)

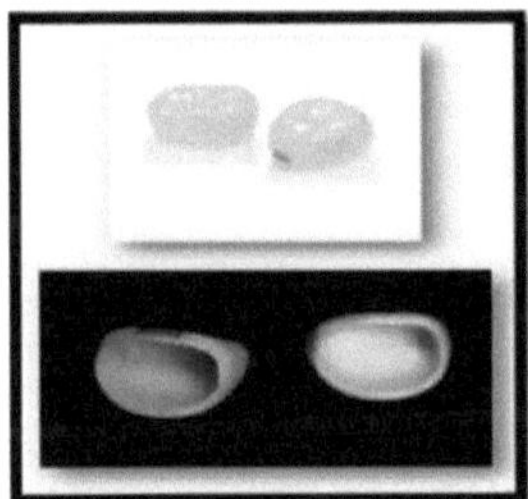

FIG.11:COROA DE ZIRCÓNIA NU SMILE

2) **Coroas Kinder em Zircónia**: Baseia-se na tecnologia Nano, produz zircónia mais consistente e de alta qualidade. Tem uma superfície polida para reduzir o desgaste do esmalte oposto. Possui um sistema de retenção interno que bloqueia a restauração após a cimentação. Estas bandas de retenção também proporcionam uma área de superfície adicional para ligação. A margem fina da coroa kinder em zircónio torna o perfil de emergência da coroa o mais natural possível. Está disponível em dois tamanhos: Tamanho médio e tamanho normal. Os tamanhos médios foram concebidos para os primeiros e segundos molares

primários para aliviar os problemas de assentamento em situações em que as coroas são colocadas uma atrás da outra ou quando os pacientes sofreram uma grande perda de espaço. As coroas de tamanho médio mantêm a sua largura vestíbulo-lingual e, ao mesmo tempo, a largura mesio-distal foi reduzida para permitir uma colocação e um posicionamento mais fáceis.[54] (Figura 12: Mostrando a coroa Kinder em zircónio)

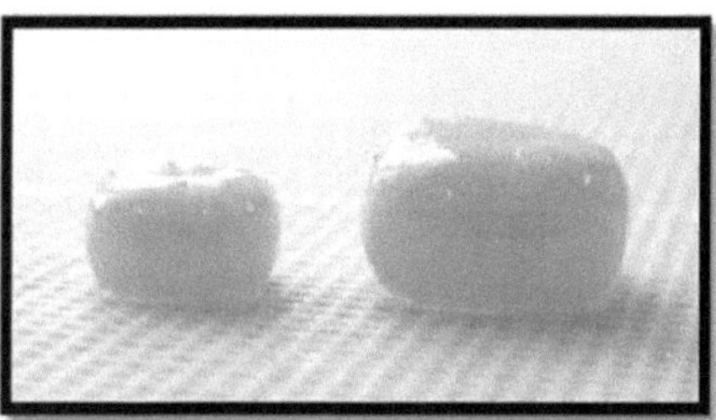

FIG.12: COROA DE ZIRCÓNIO KINDER

3) EZ Pedo Crowns:

É fornecido com a tecnologia de retenção patenteada "zir -lock ultr", ou seja, ranhuras de retenção que se estendem até às margens da coroa, evitando a lavagem do cimento. Também evita a entrada de bactérias nocivas e, além disso, proporciona duas vezes mais área de superfície para a ligação. A retenção adicional é fornecida através de jato de óxido de alumínio.[54] (Figura 13: mostrando a coroa EZ pedo)

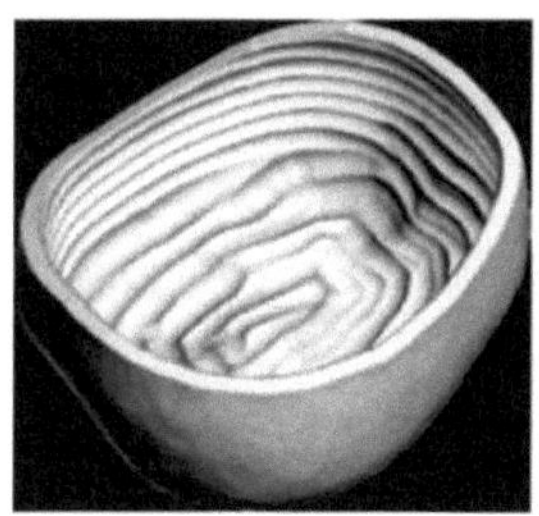

FIG13: COROA EZ PEDO

4) **Miúdos-e-Coroa:**

Estas coroas estão disponíveis em dois kits, ou seja, kit de coroa anterior e posterior. As coroas posteriores têm uma mesa oclusal plana interior com paredes axiais uniformes. Existem caixas micromecânicas para retenção. A espessura da parede é de 0,3 mm e as margens são de 0,2 mm. Os tamanhos das coroas anteriores variam de 0-5 e, nas posteriores, existem cinco tamanhos regulares 2-6 e três tamanhos estreitos 3-5. Os tamanhos estreitos são tamanhos médios com dimensões buco-linguais mais largas para lesões proximais e casos de perda de espaço. A rotulagem das coroas é gravada permanentemente no interior da coroa[54] (Figura 14: Mostra o kit Kids-e-crown)

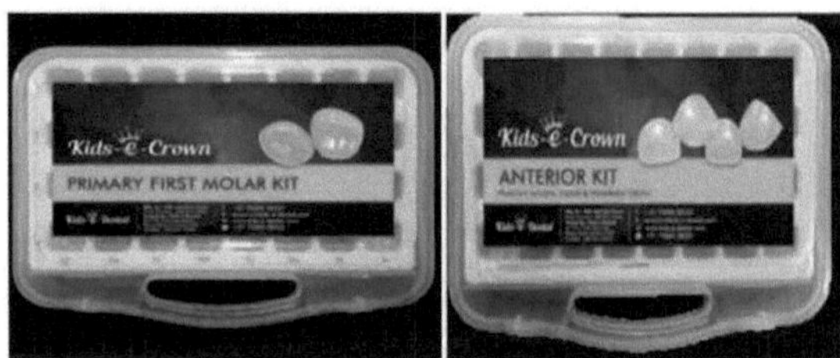

FIG.14: KIT KIDS-E-CROWN

5) **Coroa de assinatura:**

Tem 0,2 mm de margem de borda de pena e 0,5 mm de espessura total. As coroas posteriores têm a parede disto-proximal plana do primeiro molar primário e a parede proximal plana mesial do segundo molar primário sem coroas estreitas. Na parte anterior, estão disponíveis as opções de contorno universal e lado esquerdo/direito. Existem coroas de 1-6 tamanhos posteriores e 1-4 tamanhos anteriores sem perda de espaço como a coroa Kidz-e.[54] (Figura 15: Mostra o kit de coroa Signature)

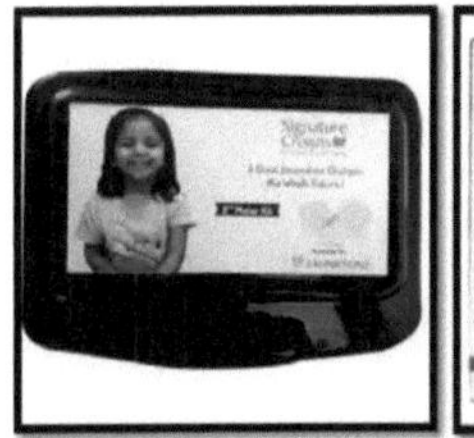

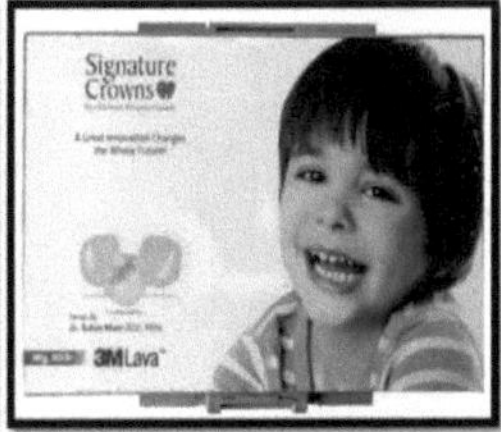

FIG.15: KIT DE COROA DE ASSINATURA

Preparação do dente:

A preparação do dente para a zircónia e a cimentação da coroa são passos clínicos cruciais na colocação da zircónia. Uma folga adequada, angulações apropriadas e linhas de acabamento do bordo da faca clinicamente visíveis ajudam a preservar a saúde gengival e acumulam menos quantidade de placa A preparação adequada do dente ajuda a melhorar significativamente a estética; o ajuste adequado da coroa reduz as hipóteses de fratura da faceta e poupa tempo de cadeira. A preparação do dente deve ser tal que a coroa se adapte ao dente passivamente sem usar pressão[54].

Os passos para a preparação do dente para zircónia em dentes anteriores são:
Passo I: Seleção da coroa
Etapa II: Preparação supragengival e incisal/oclusal Etapa III: Preparação subgengival
Etapa IV: Verificação do ajuste e preparação Etapa V: Cimentação

A) **Técnica da coroa anterior:**[54]

Procedimento

1) **Seleção da coroa**: Selecionar o tamanho adequado da coroa medindo a largura mesiodistal com um compasso de calibre vernier ou um divisor simples. Mostrado na (Figura 16)

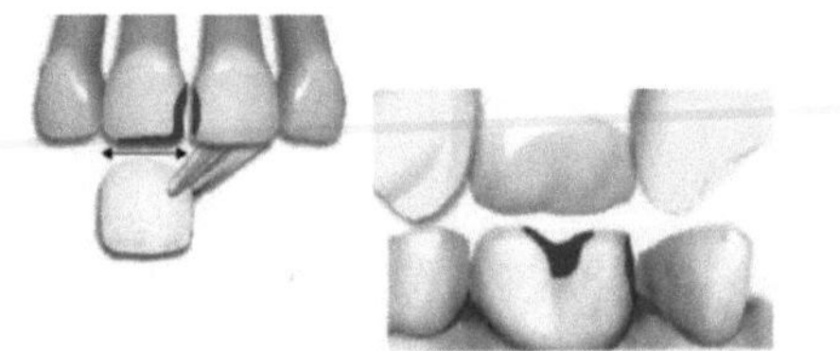

FIG.16: PROCESSO DE SELECÇÃO DE COROAS

2) Preparação dos dentes:[54]

Redução incisal: Reduzir 1,5-2mm incisalmente utilizando uma broca em forma de donut seguindo o plano incisal. (Figura 17)

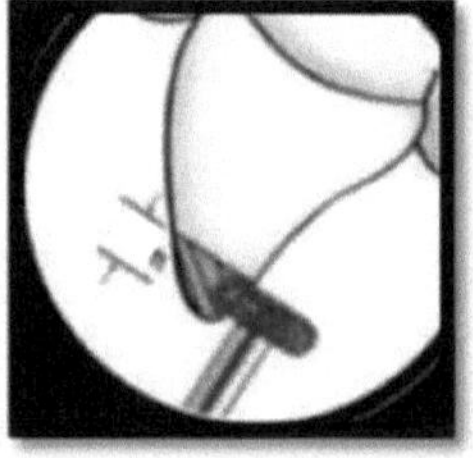

FIG.17: REDUÇÃO INCISAL

Redução supra-gengival: Efetuar uma linha de acabamento chanfrada de 0,5-1 mm em todos os quatro lados da coroa. Margens equi-gengivais utilizando uma broca de chanfro. Redução supragengival utilizando uma broca cónica, remover a linha de acabamento do chanfro 1-2 mm subgengival fazendo uma borda de penas ou sem linha de acabamento (Figura 18).

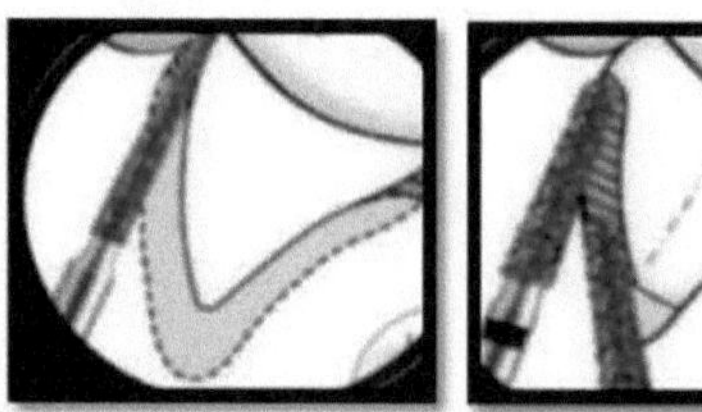

FIG.18: REDUÇÃO SUPRA-GENGIVAL

Verificar o ajuste e o controlo da hemorragia: Verificar o ajuste passivo da coroa selecionada. Controlar a hemorragia utilizando pressão ou hemostato. Limpar a coroa sob água corrente e com álcool para remover sangue e saliva.

Técnica posterior Procedimento

Seleção da coroa: Pode ser efectuada utilizando a dimensão mesio-distal do dente correspondente com a ajuda de um divisor. Isto é feito segurando uma coroa no dente existente ou considerando a dimensão mesio-distal e selecionando o tamanho da coroa a utilizar com base no tamanho original do dente. Em alternativa, um sistema de raios X digital que pode pré-dimensionar a coroa efectuando medições no software e fazendo corresponder a largura interproximal do paciente ao tamanho da coroa correspondente (figura 19: mostrando a seleção da coroa posterior).

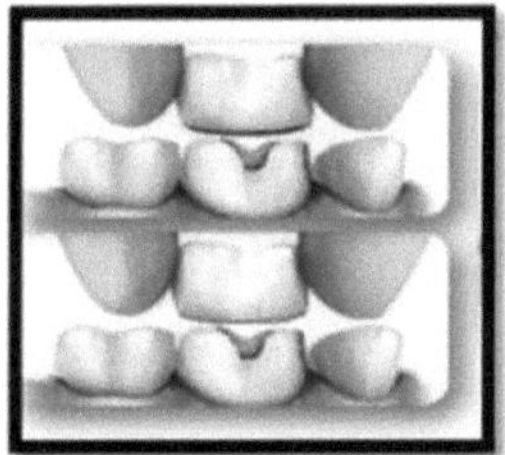

FIG.19:SELECÇÃO DE COROA POSTERIOR

A anestesia local é aplicada antes da preparação do dente.

Preparação oclusal: Utilizando o rebordo marginal dos dentes adjacentes como ponto de referência, é efectuada uma redução oclusal de 1,5-2 mm. Uma redução oclusal adequada é extremamente importante para o ajuste e colocação corretos das coroas de zircónio pediátricas.

O plano oclusal final da coroa de zircónia pediátrica assente é determinado pela quantidade de redução oclusal. Para a redução oclusal, recomenda-se a utilização de uma broca de diamante de grão grosso (1,2 mm) (Figura 20: mostrando a preparação oclusal).

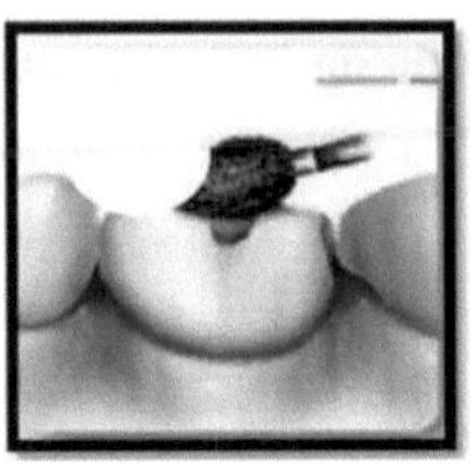

FIG.20:PREPARAÇÃO OCLUSAL

Redução buco-lingual: Reduzir a parede buco-lingual aproximadamente 1-1,5 mm utilizando uma broca de diamante em forma de chama. Durante a redução buco-lingual, mantenha a broca paralela ao dente. Manter a broca paralela ao dente assegura uma redução consistente desde a oclusão até ao tecido gengival. (Figura 21: mostrando a redução buco-lingual)

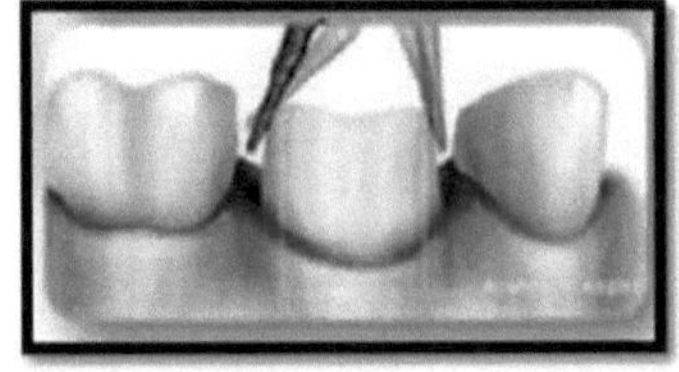

FIG.21: REDUÇÃO BUCO-LINGUAL

Redução interproximal: Reduz-se 1 mm interproximalmente utilizando uma broca de diamante em forma de chama, como uma de carboneto cónico 0,368 ou 0,330. Durante a redução interproximal, manter a broca paralela ao dente e permanecer supragengival. Esta técnica reduz a probabilidade de contacto com a polpa. (Figura 22: mostrando a redução interproximal)

Margem de penas: Utilizando uma broca de diamante em forma de chama, reduz-se subgengivalmente 1 a 2 mm, terminando com uma margem emplumada. Muitas vezes existe uma faixa remanescente de estrutura dentária, mesmo por baixo do tecido - a remoção dessa estrutura dentária é a chave para conseguir uma adaptação passiva.

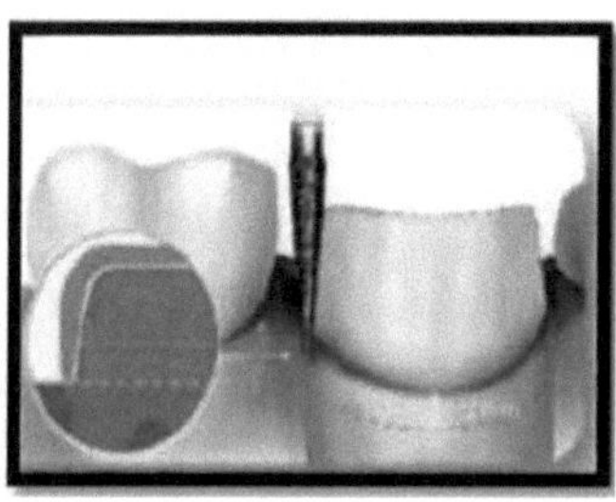

FIG.22:REDUÇÃO INTERPROXIMAL

Prova de ajuste: A chave mais importante a ter em conta ao colocar a zircónia é que é necessário um ajuste passivo. A Zircónia é uma cerâmica sólida e não se flexiona. Se a coroa não entrar no sítio sem resistência, é necessário reduzir mais estrutura dentária. A coroa de tamanho adequado assentará passivamente e subgengivalmente 1-2 mm e não deve alterar o tecido gengival.

Cimentação: O dente e a coroa são limpos de todos os resíduos de sangue. A hemostase da gengiva é obtida através da pressão aplicada com um dedo. Para a cimentação deve ser utilizado um cimento de resina ou um cimento de resina de polimerização dupla.[54]

CONCLUSÃO

As coroas de zircónio provam ser uma opção de tratamento económica e estética em comparação com as coroas de aço inoxidável. Atualmente, com a crescente importância da beleza sobre a forma e a função no campo da medicina dentária, as coroas de zircónio tornaram-se dramaticamente populares também na medicina dentária pediátrica, devido às suas vantagens inigualáveis, especialmente em termos de estética, elevada resistência e boa saúde gengival. Estão disponíveis comercialmente vários tipos de coroas de zircónio pré-fabricadas, nomeadamente NuSmile ZR (EUA), EZ-Pedo (EUA), Kinder Krowns (EUA), Cheng Crowns (EUA), Signature crowns (Índia), Kids-e-dental crowns (Índia) e muitas outras com o seu próprio conjunto único de caraterísticas patenteadas, especialmente no que diz respeito ao seu componente de retenção, tais como: a tecnologia Zirlock" das coroas EZ-Pedo; fios ou bandas de retenção mecânica na superfície do entalhe das Kinder Krowns; caixas micromecânicas das coroas Kid-e-dental, etc. No futuro próximo, espera-se que a zircónia seja utilizada em várias outras formas de terapia de restauração, tais como postes, facetas, etc., em vez de se limitar apenas às coroas pré-fabricadas.

REFERÊNCIAS

1. Selwitz RH, Ismail AI, Pitts NB. Cárie dentária. Lancet. 2007;369(9555):51-9.

2. Planells del Pozo P, Fuks AB. Coroas de zircónio - uma alternativa restauradora estética e resistente para dentes decíduos afectados por CEC. J Clin Pediatr Dent. 2014 Apr 1;38(3):193-5.

3. Khatri A. Coroa de zircónia estética em pedodontia. Int J Clin Pediatr Dent Rehabil. 2017 Jan 1;2(1):31-3.

4. Valandro FL, Ozcan M, Bottino MC, Bottino MA, Scotti R, Bona AD. Resistência de união de um cimento resinoso a cerâmicas reforçadas com alta alumina e zircónia: O efeito do condicionamento da superfície. J Adhes Dent. 2006;8:175-81.

5. Komine F, Iwai T, Kobayashi K, Matsumura H. Adaptação marginal e interna de copings e coroas de cerâmica de dióxido de zircónio com diferentes designs de linha de acabamento. Dent Mater J. 2007;26(5):659-64.

6. Beuer F, Aggstaller H, Edelhoff D, Gernet W. Efeito do desenho da preparação na resistência à fratura de coifas de coroas de zircónia. Dent Mater J. 2008;27(3):362-7.

7. Al-Amleh B, Lyons K, Swain M. Ensaios clínicos em zircónia: uma revisão sistémica. J Oral Rehabil. 2010;37:641-52.

8. Jalalian E, Atashkar B, Rostami R. O efeito do desenho da preparação na resistência à fratura das coroas de zircónia (desenho associado ao computador/máquina associada ao computador, sistema CAD/CAM). J Dent (Teerão). 2011;8(3):123-9.

9. Cho HY, Won HY, Choe HC, Son MK. Caraterísticas de fratura da coroa de cerâmica dentária de acordo com o desenho do coping de zircónia. procedia engineering. 2011 Jan 1;10:1561-6.

10. Pecho OE, Ghinea R, Ionescu AM, Cardona JC, Paravina RD, Perez MM.

Cor e translucidez da cerâmica de zircónia, dentina humana e dentina bovina. J Dent. 2012;40:34-40.
11. Umer S, Annapoorni H, Abraham A, Palathingal P. Avaliação comparativa das resistências de união ao cisalhamento do núcleo e do revestimento de zircónia com o núcleo e o revestimento de dissilicato de lítio - um estudo in vitro. Int J Cur Res Rev. 2013;5(2):111-7.
12. Larsson C, Wennerberg A. O sucesso clínico das coroas baseadas em zircónia: uma revisão sistemática. Int J Prosthodont. 2014;27:33-43.
13. Lameira DP, De Souza GM. Resistência à fratura de coroas envelhecidas monolíticas e bicamadas à base de zircônia. BioMed Res Int. 2015 Oct 21;2015.
14. Clark L, Wells MH, Harris EF, Lou J. Comparação da quantidade de redução do dente primário necessária para coroas anteriores e posteriores de zircónia e de aço inoxidável. Odontopediatria. 2016 Feb 15;38(1):42-6.
15. Bica C. et al. Aplicabilidade de coroas pré-fabricadas de zircónia em crianças com dentição decídua. Rev. Chim. 2017;68(8):1940-3.
16. Skjold A, Schriwer C, Oilo M. Efeito do desenho da margem na carga de fratura das coroas de zircónia. Eur J Oral Sci. 2018;127(1):89-96.
17. Hassanzadeh M, Sahebi M, Zarrati S, Payaminia L, Alikhasi M. Avaliação comparativa das adaptações internas e marginais de endocrowns CAD/CAM e coroas fabricadas com três materiais diferentes. Int J Prosthodont. 2019;34(3):341-7.
18. Amuthavalli V, Manoharan PS, Shivashakty M. Uma avaliação comparativa da adaptação marginal de todas as coroas de cerâmica fabricadas com coroas de zircónio e coroas monolíticas: Um estudo in vitro. J Adv Clin Res Insights. 2020;7:1-6.
19. Bayindir F, Koseoglu M. O efeito da espessura da restauração e da cor do cimento resinoso na cor e translucidez de uma zircónia monolítica de alta translucidez. J Prosthet Dent. 2020;123(1):149-54.
20. Mathew MG, Roopa KB, Soni AJ, Khan MM, Kauser A. Avaliação do sucesso clínico e da satisfação dos pais e das crianças relativamente a coroas de

aço inoxidável e coroas de zircónia em molares primários. J Family Med Prim Care. 2021;9:1418-23.

21. Urapepon S. A discrepância marginal e interna do coping de zircónia fresado por dois sistemas de desenho assistido por computador - fabrico assistido por computador. J Indian Prosthodont Soc. 2021;21:192-7.

22. Aggarwal P, Goyel V, Mathur S, Sachdev V. Efeito da coroa de aço inoxidável e da coroa de zircónia pré-formada na saúde periodontal de molares primários tratados endodonticamente em correlação com a IL-1β: Um Estudo In Vivo. J Clin Pediatr Dent. 2022 May 1;46(3):199-203.

23. Kim JS, Kim GM, Kim HJ, Lee JS. Altura e diâmetro ideais do pilar na restauração de coroas de zircónia pré-formadas em incisivos primários impressos em 3D. J Clin Pediatr Dent. 2023 Sep 1;47(5):57-64.

24. Garg V, Panda A, Shah J, Panchal P. Coroas em dentisteria pediátrica: Uma revisão. J Adv Med Dent Sci Res. 2016 Mar 1;4(2):41-46.

25. Madfa AA, Al-Sanabani FA, Al-Qudami NH, Al-Sanabani JS, Amran AG. Utilização de zircónia em medicina dentária: Uma visão geral. The Open Biomater J. 2014 Jan 23;5(1):1- 9.

26. Saridag S, Tak O, Alniacik G. Propriedades básicas e tipos de zircónia: Uma visão geral. Jornal Mundial de Estomatologia. 2013 Aug 20;2(3):40-7.

27. Eichler A. Zircónio tetragonal dopado com Y: Estrutura e condutividade iónica. Phys Rev B. 2001;64:1-8.

28. Fabris S, Paxton AT, Finnis MW. Um mecanismo de estabilização da zircónia baseado apenas nas vacâncias de oxigénio. Ata Materialia. 2002;50(20):1-14.

29. Cottom BA, Mayo MJ. Resistência à fratura de ZrO2 nanocristalino - 3mol% Y2O3 determinada por indentação Vickers. Scr Mater.1996;34(5):809-14.

30. Heuer AH, Claussen N, Kriven WM, Ruhle M. Estabilidade de partículas tetragonais de ZrO2 em matrizes cerâmicas. J Am Ceram Soc. 1982;65(12):642-50.

31. Schriwer C, Skjold A, Gjerdet NR, Øilo M. Coroas dentárias de zircónia monolítica. Ajuste interno, qualidade da margem, modo de fratura e carga na fratura. Dent mater. 2017 Sep 1;33(9):1012-20.
32. Chevalier J, Deville S, Munch E, Jullian R. Efeito crítico da fase cúbica no envelhecimento em cerâmica de zircónia estabilizada com ítria a 3mol% para prótese da anca. Biomater. 2004;25(24):5539-45.
33. Guzzato M, Albakry M, Ringer SP, Swain MV. Resistência, tenacidade à fratura e microestrutura de uma seleção de todos os materiais cerâmicos. Parte II. Cerâmica dentária à base de zircónia . Dent Biomater. 2004;20:449-56.
34. Liu SY, Chen IW. Fadiga da zircónia estabilizada com ítria: I, danos por fadiga, origens de fratura e previsão do tempo de vida. J Am Ceram Soc. 1991;74(6):1197- 1205.
35. Zhang Y, Lawn BR. Sensibilidade à fadiga do Y-TZP a falhas de contacto agudo em microescala. J Biomed Mater Res Part B: Appl Biomater.2005;72:388-92.
36. Zhang Y, Lawn BR, Rekow ED, Thompson VP. Effect of Sandblasting on the Long-Term Performance of Dental Ceramics (Efeito do jato de areia no desempenho a longo prazo da cerâmica dentária). J Biomed Mater Res Part B: Appl Biomater. 2005;71:381-6.
37. Kosmac T, Oblak C, Jevnikar P, Funduk N, Marion L. Resistência e fiabilidade da cerâmica dentária Y-TZP tratada à superfície. J Biomed Mater Res Appl Biomater. 2000;53:304-13.
38. Sundh A, Molin M, Sjogren G. Resistência à fratura de pontes de cerâmica pura de zircónia parcialmente estabilizada com óxido de ítrio após revestimento e teste de fadiga mecânica. Dent Mater. 2005;21:476-82.
39. Arellano Moncayo AM, Peñate L, Arregui M, Giner-Tarrida L, Cedeño R. Estado da arte dos diferentes materiais de zircónia e suas indicações de acordo com o desempenho clínico baseado na evidência: Uma revisão narrativa. Dent J. 2023 Jan 4;11(1):1-18.
40. Tinschert J, Natt G, Mautsch W, Augthun M, Spiekermann H. Resistência à

fratura de próteses parciais fixas de três unidades à base de dissilicato de lítio, alumina e zircónia: um estudo laboratorial. Int J Prosthodont. 2001;14(3):231-8.
41. Kongkiatkamon S, Rokaya D, Kengtanyakich S, Peampring C. Classificação atual da zircónia em medicina dentária: Uma revisão actualizada. PeerJ. 2023 Jul 14;11:e15669:1-19.
42. Cales B, Stefani Y. Propriedades mecânicas e análise da superfície das cabeças da articulação da anca em zircónio recuperadas após um tempo de implantação de dois a três anos. J Mater Sci Mater Med. 1994;5:376-80.
43. Iseri U, Ozkurt Z, Yalniz A, Kazazoglu E. Comparação de diferentes procedimentos de retificação na resistência à flexão da zircónia. J Prosthet Dent. 2012;107(5):309- 15.
44. Piconi C, Maccauro G. A zircónia como material cerâmico. Biomater. 1999;20:1-25.
45. Saridag S, Ozyesil AG, Pekkan G. Resistência à fratura e flexão de compósitos totalmente cerâmicos e reforçados com fibras em próteses parciais fixas retidas por inlay. J Dent Sci. 2012;7:159-64.
46. Guess PC, Kulis A, Witkowski S, Wolkewitz M, Zhang Y, Strub JR. Forças de ligação de cisalhamento entre diferentes núcleos de zircónia e cerâmica de revestimento e a sua suscetibilidade à termociclagem. Dent Mater. 2008;24:1556-67.
47. Lohmann CH et al. As partículas de cerâmica e PMMA afectam de forma diferente o fenótipo dos osteoblastos. Biomater. 2002;23:1855-63.
48. Milleding P, Carlen A, Wennerberg A, Karlsson S. Protein characterisation of salivary and plasma biofilms formed in vitro on non-corroded and corroded dental ceramic materials (Caracterização proteica de biofilmes salivares e plasmáticos formados in vitro em materiais cerâmicos dentários não corroídos e corroídos). Biomater. 2001;22:2545-55.
49. Raigrodski AJ, Hillstead MB, Meng GK, Chung KH. Sobrevivência e complicações das próteses dentárias fixas à base de zircónia: Uma revisão

sistemática. J Prosthet Dent. 2012;107:170-7.

50. Zembic A, Sailer I, Jung RE, Hammerle CHF. Ensaio clínico controlado aleatoriamente de pilares de implantes personalizados de zircónia e titânio para implantes de um único dente nas regiões canina e posterior: Resultados de 3 anos. Clin Oral Implants Res. 2009;20(8):802-8.

51. Propriedades da zircónia. https://repository.up.ac.za/bitstream/handle/2263/27817/Complete.pdf?sequence =16.

52. Heffernan MJ, Aquilino SA, Diaz-Arnold AM, Haselton DR, Stanford CM, Vargas MA. Translucidez relativa de seis sistemas de cerâmica pura. Parte I: Materiais de base. J Prosthet Dent. 2002;88:4-9.

53. Kaul S, Srivastava N, Rana V, Kaushik N. Zirconia Crowns-The Esthetic Triumph of Pediatric Dentistry: Uma Revisão da Literatura. Int. J. All Res. Educ. Sci. Methods. 2022;10:758-63.

54. Ninawe N, Joshi S, Badhe H, Honaje N, Bhaje P, Barjatya K. Coroas de Zircónia em Odontopediatria: A Review. J de Psicologia Escolar Positiva. 2022 Aug 4;6(8):1718-24.

55. Raman V, Srinivasan D, Eagappan AS, Harish SS. Uma avaliação comparativa da taxa de dissolução de três materiais de restauração posteriores diferentes utilizados em Odontopediatria: Um estudo in vitro. Int J Clin Pediatr Dent. 2023 Ago;16(Suppl 1):S20-6.

56. Patil V, Naik SS, Kodical SR, Patil RB, Khodke S, Ghule K. Avaliação clínica aleatória e satisfação dos pais entre coroas de zircónia e coroas de aço inoxidável em molares primários: Um acompanhamento de 24 meses. Pediatr Dent J. 2023 Dez 1;33(3):175-81.

57. Pei SL, Chen MH. Comparação da saúde periodontal de dentes decíduos restaurados com coroas de zircónia e de aço inoxidável: Uma revisão sistémica e meta-análise. Jornal da Associação Médica de Formosan. 2023 Feb 1;122(2):148-56.

58. Labbé S, Garisto GA, Barrett EJ, Casas MJ. Uma comparação entre coroas de zircónia para incisivos superiores primários e coroas de resina composta: Um estudo de viabilidade de um ano. Pediatric Dentistry. 2023 Mar 15;45(2):113-6.

59. Shahmiri R. Caracterização da zircónia dopada auto-colorida para aplicação dentária estética. Int Dent J. 2023 Sep 1;73:S1-aa11.

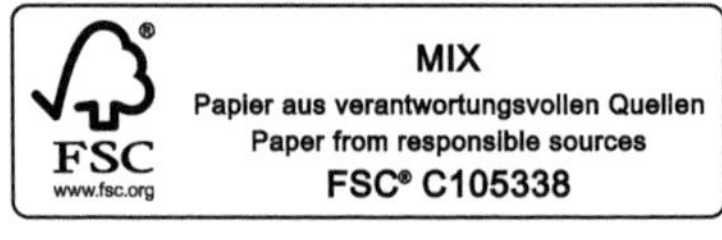

Printed by Books on Demand GmbH, Norderstedt / Germany